疫情世代
疫情世代
疫情世代
疫情世代

如何因應與復原，
給所有人的科學與法律指南

法律白話文運動
Plain Law Movement

目次

第二部分　概說感染管制　085

一、關於傳染病你要知道的那些事

二、科學防疫大作戰！

三、法律措施連發，人權停看聽

第三部分　疫苗研發與施打的必備知識

一、基礎概念

全書引用網頁資料之出處，
可掃描本頁 QR code 查詢：

（最後瀏覽日期：2023 年 4 月 11 日）

前言

疫情世代下，如何一起打造防疫共同體？

王鼎棫

還記得那段新冠肺炎（COVID-19，嚴重特殊傳染性肺炎）延燒的歲月嗎？有好一陣子，我們沒法去教室上課或辦公室上班，切斷了外界聯繫，平日的居家生活瞬間變成荒島求生。有家室的人，更在煩惱該如何兼顧在家上課不出門的孩子，還有焦頭爛額的工作。社會輿論也不時充斥疫情管制的爭論；那起伏不定的確診與死亡人數，總是讓人心神不寧。

雖然我們緊守分寸度過每一天，且若不得已拚了命出門後，大舉酒精噴霧伺候是家常便飯，非要弄滿身上都是酒精才敢回家；更別說走在大街上，還要隨時擔心身旁的陌生人，深怕對方一個咳嗽，就帶來可怕的後遺症。

除了普遍的煩悶與恐懼，也有人們因為疫情，生計面臨緊縮，加重肩頭上的風險。例如不時全體停工的服務業，面對傳染無法說不的醫護、警消人士，還有因疫情而逆勢加重負擔的物流界。

這樣人與人之間共有的緊繃狀態，在大眾的生命經驗裡，除了無法想像，更多的是難以負荷。對的，我們都有共識，這是一場令人印象深刻，但絕不想再來一次的經歷。

在這近年來最嚴重的全球災難，我們學了什麼教訓？

從新冠肺炎爆發以來，按照學者林宗弘的整理，台灣的疫情發展可分為三階段：

第一個階段可稱為「國境管制期」，從二〇二〇年一月到二〇二一年三月；這段期間，感染者大約一千兩百人，死亡十二人，絕大多數是境外移入——政府防疫尚且安穩，並能維持經濟成長。

第二個階段為二〇二一年四月到二〇二二年三月的「境內控制期」，由於 Alpha 病毒傳入，開啟了社區感染與全島擴散，引起民眾恐慌與國際關注，卻也在中國外交與軍事壓力下，促成日本與美國捐贈疫苗的重大國際合作事件。

第三個階段是二〇二二年四月以來的「漸進解封期」，Omicron 病毒傳入造成全面感染，雖然感染死亡率與國際相比不算高，但是仍造成台灣社會面對健康損失與經濟復甦的兩難。

隨著疫情起伏的，是不同時期下，台灣社會對管理政策爆發的種種質問。民眾不時懷疑「入境者需不需要全面普篩？」又或對「特定疫苗的保護力」、「疫苗可不可以緊急授權」與「疫苗分配是否不公」喋喋不休。甚至，經濟復甦該如何是好，大家就「發現金或振興券」也都有一套滔滔不絕的說法。

理想的情形下，民眾對於各種疑問，如果都能清楚接受，據此採取防護措施，想來更能合力控制疫情，早日走出陰霾。

但這些疑問背後，往往聳立知識的高牆（公共衛生、醫學甚或法律規範），難以讓人跨越，也使各種激烈爭辯之中，往往參雜許多似是而非的認知——這些因素加在一起，也對良好的溝通，形成無比強烈的挑戰，陰謀論也不時甚囂塵上。

多疑很好，它是理性發展的基底，但欠缺明確定義、一貫邏輯與充足證據，多半只會變成「為反對而反對」。至於那些對於人們日常生活非常重要，卻乏人問津的事項；像是教育或職場因疫情產生的質變，或人際相處因疫情所引發的歧視。這些事務該怎麼應對，卻因輿論未能聚焦，讓大眾只能選擇在掙扎中自我調適。

於是，在疫情與未知的交織間，也只能被迫讓政府以防疫之名，持續做大。李建良教授，似乎也有同樣的觀察。他說：防疫權力這麼集中，稀釋了政策推動的正當性。決策透明不足與公眾參與缺乏，讓各種管制做法都蒙上一層陰影；這都是當人民期待政府優先控制疫情，卻無力評斷好壞之際，最容易被民眾忽略的事情。

於是我們養了一頭管制巨人，卻放手讓它單方決定我們的生活大小事，而不自知。

飼養政府巨人，本想要免除對自然狀態的恐懼

我在拙著《進擊的公民：探索社會議題的法律指南》提過：十七世紀以降，歐洲大陸的托馬斯．霍布斯（Thomas Hobbes）、約翰．洛克（John Locke）及尚－雅客．盧梭（Jean-Jacques Rousseau）等人，都曾說明過政府的角色，他們皆從一個假想的「原始狀態」切入。

在那個不存在公權力的原始狀態下，面對大自然裡多變的風險，人類發揮理性選擇群居生活；但在群體之中，卻很難躲過因為他人欲望作祟，而暴露在暴力襲擊、相互爭奪渴求事物的風險中。

為了保護自己、脫離隨時被他人攻擊的危險，並創造一個適於居住的環境，人們開始互相締結協議，除了承諾放棄任意制裁他人的權力，並把它交給更高層級的中介組織、具規範與執行政策權力的單位——政府。自此，原則上只有政府得對人民行使強制力，約束大眾遵守秩序、和平相處。

而在君權時期，國家的權力僅掌握在國王或貴族等少數人手中，當時所謂的「法治」概念並

不拘束國家本身，就只是一種統治者用來統治人民的工具。直到十八、十九世紀，才在歐洲大陸上慢慢浮現「以法律限制國家權力行使，並保障個人自由」的思想。

這樣的翻轉，意味著社會對於「專制」的反抗。大家慢慢開始認為，國家權力的行使，應避免過分干預市民社會、限制個人自由發展。於是，法律逐漸發展出這樣的任務：訂出一定的標準與程序，引領國家、協助社會改善種種問題。

那麼，面對未來源源不絕的疫情襲來，是不是該提前吸收科學知識、法規資訊，避免國家濫用政策的時候，我們卻渾然不知？

換句話說，在疫情期間才去接收相關資訊，恐怕著實不易。很多概念，還是需要讀者先行爬梳；否則各位縱然想熱心參與議論，也很容易陷入陰謀論的誤導之中，進而忽略科學與法律的真正討論，被導引去宣示政治上的純粹認同。

我們該從什麼角度來吸收資訊？

那我們該關注什麼，才不會失焦？若借用風險管理的觀察角度，這將與危害的規模、暴露的機率、承受的強度，與復原的能力等因素連動。此等因素的發展，除了端視國家的科技發展與治理能力，也與公民社會的資訊傳播與自主動員的程度有關。[1]

作為法律與科學普及團隊，自然非常關心是否能傳達有益的資訊；這裡就要談談後面的文章區塊。介紹過程中，就讓我們借用《後疫情時代的未來：未來學家眼中的變化、挑戰和機遇》的「NOISE」框架來說明。

該書所謂「NOISE」，是疫情之下可以確保國家安全與政治穩定的各種關鍵，分別是指：必需品（Necessities）、職業（Occupations）、資訊（Information）、系統（Systems）與對外因素（External）。

扣掉對外因素，這些涉及國際貿易或軍事部署的問題——首先是必需品，如果沒有了這些東西，社會很容易陷入動盪不安；對於疫情來說，就是疫苗或其他民生物資的整備，國家如何打造穩定的供輸與合理的分配標準，是下一波病毒戰爭的核心攻防。

其次，是職業。在現代資本主義社會的運作下，沒有工作賺取收入，就難以維持基本生活，但偏偏疫情對於工作又會產生相當大的衝擊，像是工作模式或頻率，甚至是失業問題。

再來是資訊，處理各種事務都需具備的對應認知；防疫除了國家施加種種管制，更有賴民眾自主守護，且也同時需要具備質疑政府是否走錯路的基本觀察能力，這都有賴平時點滴培養。

最後是系統，國家要能正常運作，有賴許多機制不斷保持正常運作；疫情之下，醫護與教育等體系，是否能承接社會與家庭的照養需求，更是台灣能否跨越下個病毒障礙的基礎工程。

為了串起這些關鍵因素，我們選擇從大眾日常出發，針對學生、家務勞動者、上班族、樂齡人士的不同需求，用科學與法律切入，畫出一個個生活同心圓：

第一部分：民生消費與教育勞動的因應

我們了解民生消費需求，是疫情動盪之下，最先該被滿足的功課，所以我們為大家介紹政府該如何為人民提供生活補助，房東與房客該如何攜手度過市場寒冬。此外，有的工作場合開始大放無薪假，有的工作場合卻因為疫情升溫而負擔加重，那麼這些狀況下我們該注意什麼規定？最後，孩子的教育不能等，學校的運作狀況還有收費方式，是否因為疫情而起了很大的變化，都是我們要多加關心的地方。

第二部分：感染管制

防疫首重截斷感染的傳播鏈。而為了防堵疫情延燒，每個人需要擁有足夠的基礎知識；比方說，病毒是透過什麼途徑傳播？越多人染疫就會產生群體免疫嗎？我們該使用哪些小物防堵，又或哪些東西殺菌？真的有需要全民普篩嗎？一旦大家對於這些內容有了更多認識，也就能更願意參與自主防疫或關注政策制定的過程。

而關注政策之餘，大家該用什麼角度評論，面對密密麻麻看似中文卻有如天書的法律條文，有沒有比較簡單順口的吸收方式？這就是本部分的存在目的，例如：疫苗通行證可行嗎？「居家隔離」或「疫情調查」對於人身自由或隱私權的侵害？疫情假消息當道或許該管，但傷害言論自由怎麼辦？甚至，如果確診了，可還是很想去投票，那又該如何？從上述種種爭議我們可以發現，疫情期間的管制，雖然是為了公益，但勢必也會影響到我們的日常生活；如何做得更好，我們會嘗試從國外的做法借鏡，藉此提升討論的廣度。

第三部分：疫苗研發與施打的必備知識

有鑑疫苗施打是緩解疫情的重要手段，但在台灣不管是疫苗的保護力，又或者是開放上路的檢驗本身，都因為大眾非常關注的緣故，把科學與法律的運作，鋪上了許多的政治外殼。我們將解開那些不必要的重重包裝，試著真正討論問題核心。至於如何提高施打的意願，又或施打後出了問題，政府該負起什麼責任，這些也是公民們下次投票可以在意的所在。

當新型態病毒不斷進攻，台灣社會是否能在其他疫情的前仆後繼下，繼續守護彼此的健康，並尊重每個人的自由與隱私——強化公民的科學認知與法律意識，並藉此建立社會連帶，共同為未來挑戰做好準備，是疫情世代刻不容緩的議題。

妳／你是屬於哪一種想法的人呢？我們都在防疫共同體裡面

從公共衛生的教科書可以知道，防疫不應停留在個人層次，而應與社會力量結合，透過組織，並有系統地推動。換言之，每位民眾不該只被視為聽從指揮中心指令行動的客體，反而是能由下而上，針對政策可以發揮監督與形成作用的主體。[2]

但隨著資本主義私有制的發展，個人主義也孕育而生。它強調個人利益、自我支配的價值觀，也無形中把公共利益放到次要的地位，並把防疫措施等同於個人醫療——「染疫就是自己的錯」、「小孩在家學習沒顧好，是大人不夠用心」、「我不想居家隔離，但別人最好關更久」、「給我疫苗，其餘免談」。

因此，個人主義的思維，與公共衛生強調公共性的面向，一時之間難以交融。但因新冠肺炎的爆發，也讓社群主義的討論再度受到重視。

現代人總會以為，如果專注做好自己的事情，那其他人也會專注在他們的事務之上；這樣下去，大家都能相安無事、互不影響。但疫情的爆發，馬上就能戳破這個假象——它才不會因為你平常不碰觸相關政策討論，就不讓你染上症狀，反而會因為防疫措施的不夠健全，讓病毒更有機會找上門來，改變你、我、他的生活。

疫情的傳染途徑，就是現代社會彼此牽連的縮影。始料未及的世紀大疫，在二〇二〇年鋪天蓋地而來。在台灣的人們，也因為上下一心的抗疫行動，凝聚了前所未有的團結意識，形成「防疫共同體」（Solidarity against pendemic）。

就像蔡友月研究員所分析，這樣的防疫共同體「是透過國界管制下的身分認定，國家領土內公民的集體利益，政府抗疫成效所激發人民的榮譽與羞辱，以及配合防疫的公民社會責任，形塑出一種命運共同體的連帶感……國家不再是以傳統老大哥的權力，而是透過邊境管理、公共衛生的防疫措施，動員民眾高度配合政府的生存保衛戰，公與私的領域彼此相互滲透，一種集體面對病毒防疫的命運共同體正逐漸形成」。

在這樣休戚與共的大環境下，我們每個人更應挺身而出。在《人的條件》裡，漢娜・鄂蘭（Hannah Arendt）提及了人在世界上採取作為的三種方式：第一個類別是所謂的「勞動」（Labour）；第二個是「工作」（Work）；而第三個則是「行動」（Action）。

什麼是勞動呢？在鄂蘭看來，勞動是攝取與消耗足夠的能量，來維繫生命的過程。而工作這個範疇，和技藝與技巧密切相關。再來是行動——如果說勞動是自然的範疇，而工作是人造的範疇，那麼行動則趨近串聯虛擬與現實——是人類試圖在世界上做些什麼，留下自身印記的舉動。

大衛．朗西曼（David Runciman），在《政治哲學的12堂Podcast》是這樣詮釋的：「對鄂蘭來說，人類行動的一個特質就是倏忽即逝，你可以試著講述一個精彩的故事，而這個故事將會因為你的述說而存在；但當你把故事說完了，人們將不再清楚這個故事還留下些什麼。然而一個精彩的故事有可能是永恆，尤其當這個故事永存於聽眾的心裡並被以各自不同的方式反覆傳誦時，因為只要還有聽眾，故事將會一直持續下去。這樣的故事甚至可以存在得比一張精心製造的桌子還要長久，也可以延續得比一個精良建構的國家來得長遠。」

「當下一次疫情來的時候，我們想要的，會是怎樣的故事？」

依舊是那個，污名化染疫者、排除街友、移工等不同弱勢族群，藉此尋找代罪羔羊，卻分崩離析的社會？還是對異議與少數仍抱持平等與包容，讓持續壯大的民主台灣成為大家認可的共同體？

過往疫情帶來的苦痛，可說是對我們生活態度與方式的偏差，所提出的種種警告。秉持著這份警告，下一次當我們再次面對未知的疫情，醫護人員用行動搶救人們在生死關頭，社會上的群眾用行動展現了關心政治與監督政府的力道；當所有人都不再只重視個人利益，超越了意識形態所帶來的怨恨與爭執，於是縱然面臨死亡威脅，我們將會看到疫情世代下，社群集體再生的光輝。

注釋

1 如同學者林宗弘指出：「公民社會或社會資本，在協助災後重建上可以產生以下四種主要的機制：第一、資訊傳播：在言論自由的社會，除了國家或市場媒體之外，網路對疫情資訊的自由傳播可協助民眾自主救災或防疫。第二、資源動員：在結社自由保障下，產業團體與民間團體也可以組織、捐款或捐贈物資，與政府合作生產防疫用品，口罩國家隊是個成功的案例。第三，自主規範：家人與社區鄰里能夠相互提醒、規範防疫的日常生活行為，大幅減少國家以強制力介入監督、威嚇或罰款的成本。最後一種機制則是心理重建：家人、鄰里、社團陪伴，協助度過災後重建或疫情時期，減少受害者心理症狀。」

2 如同學者陳美霞指出：「對照一九八〇年代之前的社區防疫典範，就更清楚：當時的傳染病防治是遵循公共衛生第二基本原理推動的：當時公衛體系堅持傳染病問題的公共性，以基層衛生所工作人員擔任傳染病防治工作的核心組織者，與社區民眾為了維護民眾整體健康的共同目標打成一片，在基層衛生工作人員組織民眾及推動衛生教育過程中，基層衛生所與社區民眾自然形成一個社區防疫行動主體，民眾在防疫工作中起了主動的、有組織的、關鍵的作用。」

參考資料

何之行，〈人權？法治？防疫下如何權衡？一個哲學、歷史與科技防疫的反思〉，https://covid19.ascdc.tw/essay/139。

林文源與「記疫」團隊，《記疫：臺灣人文社會的疫情視野與行動備忘錄》（台北：網路與書出版，二〇二二）。

引用依照章節出現順序：

- 連賢明，〈新冠疫情的新經濟危機〉
- 林宗弘，〈臺灣 COVID-19 疫情的風險治理初探〉
- 黃俊儒，〈假新聞、陰謀論與意識形態：疫情中的科學溝通〉
- 陳美霞，〈反思防疫：掙脫個人主義，回歸預防性、公共性、集體性與組織性〉
- 郝明義，〈告別三年疫情之後與之前〉

曾昭旭，〈面對新冠病毒疫情的人文省思〉，《師友雙月刊》第六一九期，二〇二〇年四月。

楊秀儀，〈防疫共同體的法制整備企劃引言〉，《月旦法學雜誌》第三一二期，二〇二一年五月。

蔡友月，〈想像的病毒共同體：全球 vs. 台灣生物民族主義之戰〉，https://www.twreporter.org/a/opinion-covid-19-imagined-communities。

第一部分

民生消費與教育勞動的因應

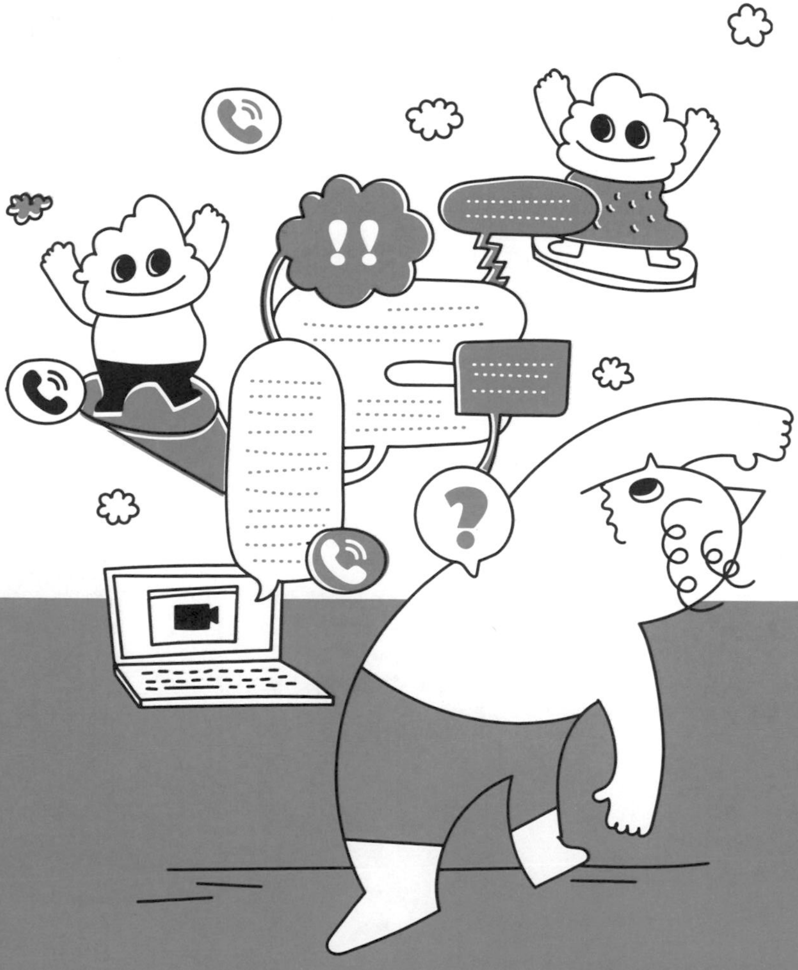

發現金還是振興券好？

從行為經濟學看政策選擇

李濬勳

一句評論

讓人民以消費的方式取得振興券，能提高人民在市場上的消費能力，直接幫到受疫情影響的產業。

延伸閱讀

理查 · 塞勒（Richard H. Thaler）著，劉怡女譯，《不當行為：行為經濟學之父教你更聰明的思考、理財、看世界》（台北：先覺，二〇一六）。

大竹文雄著，陳正芬譯，《如何活用行為經濟學：解讀人性，運用推力，引導人們做出更好的行為，設計出更有效的政策》（台北：經濟新潮社，二〇一九）。

丹 · 艾瑞利（Dan Ariely）著，姜雪影譯，《不理性的力量：掌握工作、生活與愛情的行為經濟學》（台北：天下文化，二〇一一）。

那些年，因為全國人民一心以及落實防疫政策之故，讓新冠肺炎疫情在台灣獲得控制。然而由於之前許多人因為害怕疫情不敢上街採購，也讓許多產業受到很大的衝擊。[1]

就在封鎖國境、人民又不敢出門消費的前提之下，政府也不得不面對如何振興國內市場經濟的議題。於是，行政院曾提出了要比照先前振興三倍券之模式，發行「五倍券」，讓人民可以用繳交一千元的方式，享受到五千元的實質消費金額（後來甚至還發展為，朝「全民免費領取」的方向規劃）。

不過，此番政策卻引來許多民眾及政治人物的批評，認為這樣等同繞了一大圈給人民錢，何不直接給人民現金，能更快補償人民損失？更有學者提出，[2] 四千元的利得在每個月攤提之下只剩下三百多元，這樣等於是沒有給多少錢，振興經濟的程度也有限。

面對疫情，該如何刺激經濟，我們可以怎麼看呢？

不同觀察角度，決定振興券的好壞

這點，我們可以從預期效用理論（Expected Utility）來看，且若政府與人民的預期效用不同，結果也會大不相同。

站在人民的立場來看，以單純確定獲益的角度來說，人民確實比較容易選擇領現金，而不會選擇振興券。因為現金發放只要符合資格就能領取，不需要付出其他成本；反觀振興券的好處，則是要進一步消費，才能享受到超值的獲利。

而如果改從政府刺激市場經濟的立場來看，似乎振興券才是較為可行的做法。因為振興券鎖定產業的使用方式，較能確保人民把錢花在國內相關產業，因為如果發放現金，人民可能會把現金存起來，或拿去投資等其他用途，不一定會把錢投入市場消費。

我們就分別從人民與政府的偏好，把振興五倍券與發放現金的好壞，用最簡化的方式呈現如下：

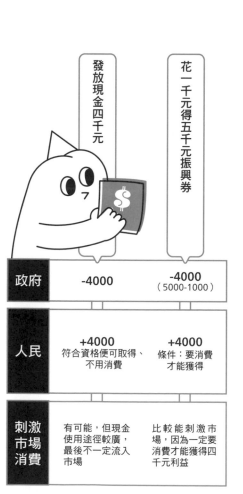

	發放現金四千元	花一千元得五千元振興券
政府	-4000	-4000（5000-1000）
人民	+4000 符合資格便可取得、不用消費	+4000 條件：要消費才能獲得
刺激市場消費	有可能，但現金使用途徑較廣，最後不一定流入市場	比較能刺激市場，因為一定要消費才能獲得四千元利益

還可以用「損失規避」的角度想看看

面對五倍券與發放現金的抉擇，還可以從「行為法律經濟分析」的論點來看。[3]

比方說，丹尼爾・康納曼（Daniel Kahneman）曾提出「損失規避」理論（Loss Aversion）。本理論說明了人只有「有限的理性」，不會在每一次的選擇中最大化自己的利益；而透過不斷修正實驗，康納曼也將心理學的研究結果導入經濟學的理論當中，並得到「人在獲利的時候會避免從事有風險的行為，而人在損失的時候較會參與涉險的活動」的結論。而這樣的結論，後來也被大量運用在評估法律或政策是否有效的討論上。

從損失規避理論來看，人在獲利時會趨向保守，不免緊守自身財物，而傾向不願進行交換或投資，並有可能拒絕後續帶來的風險——縱然有機會進一步獲利。但相反地，若人處於持續損失，甚或一無所有的狀態，正因沒什麼好再失去的，因此更願意參與帶有風險的投資或是交換行為，以求獲取更多利益。

回到我國，振興券的運作是透過購買振興券，以換取更多利益的方式來刺激消費。也就是說，人民必須要先付出一千元購買五倍振興券，才可以擁有五千元的購買或是消費金額。在這種情況下，一旦花錢購買了五倍振興券，行為人就會是處於一種「損失」的狀態（至少付出一千元）。

因此從「損失規避理論」來看，行為人在損失的狀態下，便有更大的動機去付出、交換、投資或是採取有風險但可獲利的選項。

反觀如果發放現金，除較難確保現金會進入國內經濟市場（如拿去單純儲蓄），藉以促進振興國內經濟產業外，由於不需人民預先付出對價，只需等待政府透過實體或是電子方式，把錢放到口袋，也讓所有受益人彷彿身處不勞而獲的狀態，也就是損失規避理論中的「獲利狀態」。

根據該理論，人處於「獲利狀態」時，會趨於保守而不願意將已獲得的東西交換出去，甚至可能進一步會放大自己持有物品或是金額的價值，而有了所謂的稟賦效應（endowment effect）或是認為改變現狀成本會太高，因而比較願意安於現狀，產生現狀偏誤（Status quo bias）。

簡單來說，在這樣的情況之下，每個人會過於重視自己所持有的物品價值，而導致市場上物品或是現金的交換減少，也就難以有效刺激市場經濟或是消費目的。

免費發放振興券的效果，會跟發現金一樣嗎？

那如果改用無償方式來發放振興券的話，是否將發生跟發放現金一樣的問題？首先，若無償振興券也會限定使用用途，例如只能用來購買衣物、餐飲等等，那麼確實也能同樣達到刺激消費的目的。

但又該如何確定，人民在拿到振興券之後會主動出門使用振興券呢？在此理查・塞勒（Richard Thaler）提出了另一個解釋這樣消費心理的理論——心理帳戶。心理帳戶是指，個人會在心中將所獲得的收益進行分類，對於辛苦付出努力賺來的收益，在保管或使用分配上，會較為謹慎。然而對於從其他地方取得的獎勵或無償性質的收益，則會抱持較為輕鬆的態度來使用它，也因此就有機會，把這些收益拿去購買平常不會購買的物品或是服務。

因此，對於無償取得、又有限制用途的振興券，不少人民應會認定這筆收益是一種獎勵，而可能使用在非日常生活所需的產品或服務上。

綜上所述，我們可以發現選擇發放現金或振興券時，政府應如何取捨、如何同時兼顧讓人民樂意花費並讓產業開心的兩全政策，自然是一件困難的事。

發放現金固然對許多人是最有感的收益，然而在刺激消費的面向上，可能助益有限。反觀振興券，若指定使用途徑之外，如前述另透過花費才能得到，並能換取更高的獎勵，重重確保人民有消費的理由，也許更是魚與熊掌兼得的政策。

除了刺激消費外，疫情期間，政府對產業也提供相當多的補助，例如紓困貸款、減電費，甚至是補貼員工薪水。當然這些補助都只是間接的協助，政府還是要想辦法直接讓消費者提高消費的動力與能力。

總之，考量振興經濟的政策時，若能將人民的心理反應一併當作參考值，或許更能準確反映人民的偏好，進而確實制定或執行政策。當然，本文只是從行為經濟分析的論點討論，並沒有將民主正當性納入討論，同時也沒有討論到如何避免排擠福利政策的預算等其他面向。

政策討論有許多角度可供切入，每個角度都能呈現出該政策不同的利與弊；但不變的是，每種討論都希望進一步貼近大眾的需求，讓大家的生活越趨完善。

全文摘要

透過法律行為經濟學的分析，可以得知人民透過消費而取得的振興券，較容易促進人民消費。其一原因是人民消費後會處於財產「損失」的情況，也因此更願意參與涉險的行為，例如買賣或是投資。於是，透過實證研究來討論政策實行，能更貼近人心所向，而政府於實施上也較容易達成目的。

參考資料

行政院新聞傳播處網頁資料，紓困4.0方案＋振興五倍券，https://www.ey.gov.tw/Page/5A8A0CB5B41DA11E/190318be-c51b-43b5-91ba-5623b242335f。

Richard Thaler, Misbehaving: The Making of Behavioral Economics (2016).

Daniel Kahneman, Thinking Fast and Slow (2011).

Cass Sunstein, Behavioral Law and Economics (2000).

注釋

1 經濟部在二〇二一年三月二十三日公布兩項統計——「一〇九年二月批發、零售及餐飲業額統計」及「一〇九年二月工業生產統計」，資料顯示那些受到疫情影響而呈現負成長的產業，包括：機械器具批發業因疫情影響出貨遞延。服飾品批發業則是因疫情影響零售端銷售，加上供應來源減少所致。零售業中的百貨公司，則因購物人潮減少以致業績減少。免稅店即因出入境旅客不如以往也減少業績。又餐飲業中以聚餐、宴會為主要客源的業者，營收有明顯下滑。至於，外燴及團膳承包業，因學校延後開學及大量航班停飛，導致團膳及空廚營收大幅滑落。液晶面板及其零組件業，因部分業者的生產進度受到影響，大尺寸面板呈現減產狀況等等。

2 公視新聞，〈政府擬發五倍券振興經濟　學者認為效果不大〉，二〇二一年八月七日，https://news.pts.org.tw/article/538961。

3 行為經濟學並不是一門透過心理學否定經濟學價值的研究。反之，行為經濟學是透過心理學的觀察進而修正傳統經濟學「人是理性的假設」，透過這樣的修正，行為經濟學認為可以更清楚、仔細、確實地描繪人類的決策行為，進而可以透過這樣的理論去進一步實現經濟學的最終目的——整體利益最大化。換句話說，行為經濟學與傳統經濟學的目的都是相同的，就是要達成所有人的利益最大化，只是在人究竟是不是「完全理性」這點假設上，有不同的看法。

幼兒園沒開，還向家長收錢合理嗎？退費可以怎麼算？

劉時宇

一句評論

疫情造成許多學生被迫停課在家，但學費不是有使用才付費，儼然成為家長們心中的一根刺。

延伸閱讀

法律白話文運動，《江湖在走，法律要懂：法律白話文小學堂》（台北：聯合文學，二〇一七）。

法律白話文運動著，小島研究站、A hui 繪，《童話陪審團套書：刑法篇 X 民法篇｜耳熟能詳的童話故事 X 連結生活的公民素養，探究生活中無所不在的法律知識（共兩冊）》（台北：親子天下，二〇二二）。

陳靜怡著，柯智元繪，《法之呼吸：律師姐姐的法律下午茶》（台北：小鯨生活文創，二〇二二）。

二〇二〇年新冠肺炎疫情爆發以來，從工廠生產線到各類型文化活動，都受到不同程度的影響，讓全台家長最為頭痛的，當然是各級學校因為疫情而停止上課。不過，有許多家長上網抱怨：小孩明明整個月一天都沒有去幼兒園，但園方卻還是通知家長要繳納雜費，引發社會一番討論。[1]

那法律又是怎麼規定的呢？

學費、雜費到底差在什麼地方？

首先，我們要先釐清什麼是「雜費」。一般大家常聽到的「學雜費」，其實是「學費」及「雜費」的合稱，但家長的錢到底花在什麼地方？其實各地方的規定不一定相同。

以幼兒園為例，各地方政府依照《幼兒教育及照顧法》的授權，制定自己的收退費辦法。台北市依照《臺北市教保服務機構收退費辦法》，[2] 則是將學、雜費分別定義為與教保服務「直接」或「間接」相關的費用，例如教保機構的行政、業務、基本設備、租金等，都屬於與教保服務有間接相關的雜費。

但鏡頭轉到高雄市，《高雄市教保服務機構收退費辦法》雖然也是用「直接或間接與教保服務相關」來區分學、雜費，[3] 但還是可以發現各縣市政府對於學、雜費的定義有差異，也導致費用花在哪裡產生爭議。

舉例來說，行政庶務人員費用在台北市屬於雜費，但在高雄市可能就被歸類為人事費用而屬於學費。

附帶一提，除了學、雜費外，教保機構還可以額外向家長收取代辦費。顧名思義，就是指教保機構代為辦理幼兒相關事務的費用，包括教學材料費、活動費、午餐費、點心費、交通費及延長照顧費等。

疫情期間停課，教保機構要退費嗎？

各縣市除了對於學、雜費的定義不同外，對於疫情期間的收退費方式，也多有出入。以台中市為例，《臺中市教保服務機構收費退費辦法》第 8 條第 2 項規定：「因法定傳染病或流行病流行性疫情或天災等強制停課連續五日（含例假日）以上，應退還停課期間之點心費、午餐費及交通費，其餘項目不予退費。」

其中明確規定：停課必須達五日以上才會退費。反觀如果只有停課三天，依規定就可以不用退費；而退費的範圍只限於代辦費中的午餐費、點心費及交通費，其他學、雜費及代辦費中的材料費、活動費都不予退費。

而台北市則是規定，只要有因法定傳染病等原因停課，就可以按停課日數的比例退費，但只有退午餐費及點心費，連交通費都屬於不予退費的範圍。[4]

沒辦事卻收錢，這樣規定合理嗎？

從前面的討論，因法定傳染病等不可抗力因素停課的期間，各縣市多半規定教保機構可以不用退學、雜費，也算是給教保機構一個基本保障。

但有趣的是，各縣市的辦法中都有規定：如果幼兒因為搬家或是其他因素，導致無法繼續在教保機構就讀的話，機構依規定應該要按比例退還學、雜費。[5]

這樣或許就會產生一個矛盾的現象，因為幼兒自身因素不能繼續就讀時要退費，但因為法定傳染病停課時卻可以不用退費，這樣確實會讓家長產生不公平且不合理的觀感。

更別提，代辦費用中只有退還午餐費及點心費，對於預收的材料費、活動費及延長照顧費，如果沒有實際辦理相關事宜，卻可以不用退還費用，似乎也會有《民法》上不當得利的疑慮。

因此，雖然疫情期間教保機構仍然會有人事或相關成本的支出，但既然教育部已經有提供幼兒園教職員的補助，[6] 各縣市政府也應同時考量、嘗試調整相關規定，當家長有受疫情影響、減少收入的可能，秉持著「有使用才能收費」的精神，參考幼兒因故無法就讀而離開教保機構時的做法，改以停課期間的長短，按比例退還學、雜費及代辦費。

當然，如果材料費或活動費已有實際支出，應視情況調整退費金額，如此一來應該可以更加合理地調整家長及教保機構間的損失分攤，盡可能達到公平的結果。

全文摘要

因法定傳染病等不可抗力因素停課的期間，為了保障教保機構，各縣市大多規定可以不用退學雜費。但因為幼兒自身因素不能繼續上課卻要退費，造成不公平且不合理的結果。

在政府已經提供補助的情況下，應該要同時考量家長可能受疫情影響減少收入，基於使用者付費的精神，改以停課期間的長短，按比例退還學、雜費及代辦費，才是對家長與園方都較為公平的解方。

注釋

1 公視新聞網，〈幼兒園停課卻仍要繳七、八月雜費家長直呼不合理〉，二〇二一年七月九日，https://news.pts.org.tw/article/534592。

2 《臺北市教保服務機構收退費辦法》第 4 條規定，教保服務機構收費項目及用途如下：

一、學費：指與教保服務直接相關，用以支付教保服務機構教保服務及人事所需之費用。

二、雜費：指與教保服務間接相關，用以支付教保服務機構行政、業務及基本設備所需之費用；私立教保服務機構得用以支付土地或建築物租金，或其他庶務人員之人事費用。

三、代辦費：指教保服務機構代為辦理幼兒相關事務之下列費用：

（一）材料費：輔助教學所需必要之繪本、教學素材及文具用品等費用。

（二）活動費：為辦理教學活動所需費用及相關雜支等。

（三）午餐費：午餐食材、廚（餐）具及燃料費等。

（四）點心費：每日上、下午點心之食材、廚（餐）具及燃料費等。

（五）交通費：幼童專用車之燃料費、保養修繕、保險、規費及折舊費用等。

（六）延長照顧服務費：教保服務機構於教保活動課程以外之日期及時間提供之教保服務，相關人員鐘點費及行政支出等。

（七）臨時照顧服務費：教保服務機構視其設施、設備與人力資源及幼兒父母或監護人之需求，報經教育局核准，提供幼兒臨時照顧服務所收取之費用。

四、代收費：指教保服務機構代為收取之下列費用：

（一）保險費：幼兒團體保險費。

（二）家長會費：幼兒園家長會行政及業務等費用。

（三）其他費用：代購制服、運動服、圍兜、書包、餐具及其他幼兒個人用品之費用。……

3 《高雄市教保服務機構收退費辦法》第 3 條規定，教保服務機構收費項目及用途如下：

一、學費：支應教保服務機構之教保、人事等與教保活動直接相關之費用。

二、雜費：支應教保服務機構之設施設備、土地或建築物租賃、修繕維護等與教保活動間接相關之費用。

三、代辦費：支應教保服務機構代辦下列事項之費用：

（一）材料費：輔助教學所需之繪本、教學素材及文具用品等費用。但不得用於購置才藝（能）教學用品。

（二）活動費：配合節慶及課程規劃之教學活動所需場地布置費、校外場地使用費、交通費及雜支費用。但不得支應才藝（能）學習活動費用。

（三）午餐費：每日午餐之食材、人事費、燃料費（含水電）及雜支等。

(四)點心費：每日上、下午點心之食材、人事費、燃料費（含水電）及雜支等。

(五)交通費：幼童專用車之燃料費、保養修繕、保險及規費等。

(六)課後延托及臨時托育費：為辦理延長照顧服務及臨時照顧服務，相關人員之加班鐘點費及行政支出等。

(七)保險費：幼兒團體保險費。

(八)家長會費：家長會之行政及業務等庶務費用。

(九)其他費用：代購制服、運動服、圍兜、書包、餐具及畢業紀念照（冊），或辦理戶外教學之門票及交通費（租賃車輛或大眾交通運輸工具）。……

4 《臺北市教保服務機構收退費辦法》第 8 條規定：因法定傳染病、流行病或流行性疫情等原因強制停課，幼兒於停課期間配合停課者，應依配合停課日數與當月教保服務日數之比例，退還停課期間之午餐費及點心費，其餘項目不予退費。

5 《臺北市教保服務機構收退費辦法》第 7 條規定，幼兒因故無法繼續就讀而離開教保服務機構者，教保服務機構應依下列規定辦理退費：

一、學費及雜費：

(一)學期教保服務起始日前離開教保服務機構者，全數退還。

(二)學期教保服務起始日後，未逾學期三分之一離開教保服務機構者，退還三分之二費用。

(三)學期教保服務起始日後，逾學期三分之一，未逾學期三分之二離開教保服務機構者，退還三分之一費用。

(四)學期教保服務起始日後，逾學期三分之二離開教保服務機構者，不予退費。

二、代辦費：按幼兒未就讀月數及當月未就讀日數與當月教保服務日數比例退費；材料費已購買材料並製成成品者不予退費，應發還成品。

三、代收費：依臺北市學生及幼兒團體保險自治條例、臺北市幼兒園家長會設置辦法與臺北市公私立國民小學及國民中學雜費及代收代辦費收支辦法等規定。……

6 請參考教育部對私立幼兒園受嚴重特殊傳染性肺炎影響衍生營運衝擊之紓困補助申請須知。

疫情迫使教育轉型，「遠端教學」帶來的危機與轉機

陳亭瑋

一句評論

原屬於教育現場的議題，並不會隨著新科技、場域的應用而自行消失，也將持續考驗未來教職人員的智慧與應對。

延伸閱讀

Zhao, Y., & Watterston, J. (2021). The changes we need: Education post COVID-19. Journal of Educational Change, 22(1), 3-12.

The rise of online learning during the COVID-19 pandemic | World Economic Forum (weforum.org)

Mukhtar, K., Javed, K., Arooj, M., & Sethi, A. (2020). Advantages, Limitations and Recommendations for online learning during COVID-19 pandemic era. Pakistan journal of medical sciences, 36(COVID19-S4), S27.

二〇二二年六月，雲林有位圖書館館長特別打電話到附近的國小，因為圖書館裡頭有個低年級的小朋友坐到公用電腦前面，上課時間即將來到，但小朋友不知道該如何連到線上課程，連會議室代碼是什麼都不知道……。

疫情之下，遠端上課成了日常，卻也因為數位落差造成了新的議題。

疫情之下，遠端上課成為日常風景

曾經有段時間「學校教育」的畫面是很一致的：背著書包進到教室，與班上同學聊天打鬧，講台上有老師開始講課……這樣的畫面因為疫情，像是 COVID-19 狂潮襲捲，在極短的時間內有了巨大的變化。

當年，隨著防疫措施的進行，世界各國各區各級學校在不同時期、以不同的方式關閉，全球有超過一百八十六個國家、十二億的學生離開教室。多數迫不得已在短時間內改採線上的方式進行教學、小組討論，甚至是考試測驗。

學生在螢幕前坐、課程從網路來，這樣的畫面短期內在全世界輪流成為某種「新常態」。

回顧台灣新冠肺炎疫情的升溫，在二〇二一年五月進入全國疫情第三級警戒。五月十九日起全國各級學校「停課不停學」，從國小到高中、大學，幾乎所有台灣學生都加入了線上上課的行列。

但這個轉換並不如預期順利，舉例來說，國中小推薦的線上教學網站「酷課雲」就在當日因登入需求太大而大當機，老師們得要自己找尋方法，紛紛帶領著學生轉向不同的線上教學軟體；而軟體，僅僅只是線上課程要處理的其中一個面向。

在新冠肺炎疫情之前，已經有很多研發投入教育相關的科技技術，二〇一九年相關的資金投入達到一百八十六點六億美金，有估計到二〇二五年，相關的技術市場可望達到三千五百億美金的潛力。最常用的視訊軟體包括 Zoom、Skype、WebEx、Microsoft Teams、Google Meet、Edmodo、Moodle 等無法盡數。

線上課程需要的不僅僅只是「老師在影片上教學，學生在家裡觀看」這麼簡單的格式，還包括了眾多更複雜的需求諸如白板、聊天、投票、測驗、論壇等功能。而隨著疫情的發展，除了在線學習的軟體，各種語言應用程式、虛擬輔導、視訊會議的軟體蓬勃發展。僅就新創公司的角度來看，教育科技原本就方興未艾，更在疫情之下短期內增加了大量的使用者，流量一飛衝天。

然而，從教育的角度來看，縱使在遠端教學使用了各種軟體與技巧，教學的效果究竟是更好還是更壞，是個亟待釐清的問題。

時間與空間不再是問題，數位學習的跨壁優勢

線上數位學習的優勢在於，可以跨越空間與時間的障礙，學生不管身在何處，只需要有網路與電腦設備就可以完成上課。此外從學習成效來看，有統計顯示，對於那些確實能夠在線上課程進行學習的學生，可以節省四〇%至六〇%的時間獲得同樣的效果，學生記下來的材料多了二五%至六〇%。

當實體課程時只能跟著老師的教學節奏進行，換成了非同步線上課程則容許學生回放上課，甚至於疲倦時休息一下，再繼續以自己的節奏進行學習。在這種容許學生調整課程節奏的情況下，學習記憶的效果更好，也變相鼓勵學生找出自己適合進行學習的時間與方式。

線上課程沒有空間的壓力，也沒有了學員人數的上限，設計良好、受歡迎的課程可以藉由網路無遠弗屆、無限流傳。舉例來說，在疫情的浪潮之下，許多免費的線上課程開始推陳出新，如英國ＢＢＣ推出 Bitesize Daily 為學童提供長達十四週的線上課程，其中包括了許多名人加入，相當受歡迎。

線上上課的內容如果能整合更複雜的影音材料、遊戲等方式，可以讓學習變得更有趣。也有研究認為，對年紀較小的學童來說這樣的教學方式，有機會激起比一般課堂講述更高的學習動力

與參與感。而對教師來說，遠端教學有利有弊，在線上進行教學、班級經營的各種技巧，與實體上課大相逕庭。但有部分繁瑣的行政工作如點名記錄等，可以順利轉嫁給線上軟體自動記錄，節省老師的時間。

設備、網路、操作能力，線上課程門檻比想像中高

遠端課程與學校教學不同之處在於，學生端要加入需要一定的門檻。

這些門檻包括了足夠的網路頻寬、可以上網的設備，以及基礎的數位工具操作技巧。可供上網的遠端數位裝置需要一定的經濟收入才能夠負擔，在世界各國的普及狀況各有不同。根據經濟合作暨發展組織（ＯＥＣＤ）的統計，歐洲國家的瑞士、挪威、奧地利有九五%的學生家裡就有電腦可用於課業，在印尼則只有三五%的學生有同樣的設備。

以台灣教育部與監察院調查統計，全台六都國小學生「無」遠端設備的家庭比率低於二〇%，但雲林、嘉義、屏東、花蓮、台東地區缺乏設備的比率卻超過二〇%，有顯著的地域差距；且偏鄉地區學童家中無載具與網路的比率又明顯偏高。這些「數位落差」皆構成疫情之下弱勢學童容易發生「線上中輟」學習斷線的隱憂。

除了設備上的鴻溝之外，家庭是否有足夠的空間，甚至於家長是否有足夠的數位技巧能夠為學童在遠端課程提供額外的支持，都與家長的教育水準、經濟收入有很高的關聯。而有許多研究也顯示，數位工具的使用與家庭的社會階級非常有關係，這樣的差異也讓人擔憂，各家庭數位工具資源與使用技巧的不平等，會進一步加深原本已經存在的社會階級、經濟差距。

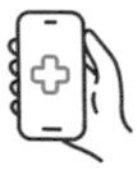

疫情之後，教育系統會有哪些改變？

儘管疫情對於教育帶來了許多衝擊，但整體而言，多數人同意疫情逼迫了各級教育機構展開新一波的創新嘗試，學校開始改採不同的方式提供教學內容，也讓新的教育變革、科技應用更快發生。開放線上教學也讓學生有機會更積極地採取探究式學習的方式，增加學生的自主參與與學習時間，甚至「客製化」需要學習的內容。

而好的工具經驗會讓人「回不去了」，有許多人就主張，即使疫情退潮之後，透過網路群組、共用文件等方式與學生交流仍然較有效率，在高中或是大學端，混合實體教學與數位學習將有機會成為新的教育方式。

當然，COVID-19 全球疫情在教育上的影響，遠不只是轉往使用遠端課程這麼簡單，實質上也影響了學生的學習成果。「前段班」的美國平均數學程度落後了大約五個月、閱讀能力落後了大約四個月，少數族裔學生的落後程度更大。

而撒哈拉以南的非洲地區平均落後六個月，拉丁美洲與南亞學生則平均落後十二個月。統計也顯示各國學童受暴力侵害、心理健康出問題、肥胖症以及輟學的比率均有提高。疫情之後應該要如何處理這些危機，將是教育系統即將面臨的下一波考驗。

科技始終來自於人性，而這點也展現在疫情引發的遠端教學的成效與危機之中。無論是階級複製、家庭教育或是資源分配，這些原屬於教育現場的議題，並不會隨著新科技、場域的應用而自行消失，也將持續考驗未來教職人員的智慧與應對。

全文摘要

線上課程需要的不僅僅只是「老師在影片上教學，學生在家裡觀看」這麼簡單的格式，還包括了眾多更複雜的需求諸如白板、聊天、投票、測驗、論壇等功能。而隨著疫情的發展，除了在線學習的軟體，各種語言應用程式、虛擬輔導、視訊會議的軟體蓬勃發展。僅就新創公司的角度來看，教育科技原本就方興未艾，更在疫情之下短期內增加了大量的使用者，流量一飛衝天。然而，從教育的角度來看，縱使在遠端教學使用了各種軟體與技巧，教學的效果究竟是更好還是更壞，是個亟待釐清的問題。

參考資料

監察院調查報告：111教調0003，https://www.cy.gov.tw/CyBsBoxContent.aspx?n=133&s=17777。

COVID-19 and education: The lingering effects of unfinished learning, McKinsey. https://www.mckinsey.com/industries/education/our-insights/covid-19-and-education-the-lingering-effects-of-unfinished-learning

How COVID-19 caused a global learning crisis, McKinsey. https://www.mckinsey.com/industries/education/our-insights/howcovid-19-caused-a-global-learning-crisis

COVID-19: Education risks becoming 'greatest divider', UN News. https://news.un.org/en/story/2022/03/1114932

Zhao, Y., & Watterston, J. (2021). The changes we need: Education post COVID-19. Journal of Educational Change, 22(1), 3-12.

Goudeau, S., Sanrey, C., Stanczak, A., Manstead, A., & Darnon, C. (2021). Why lockdown and distance learning during the COVID-19 pandemic are likely to increase the social class achievement gap. Nature Human Behaviour, 5(10), 1273-1281.

The rise of online learning during the COVID-19 pandemic, World Economic Forum (weforum.org). https://www.weforum.org/agenda/2020/04/coronavirus-education-global-covid19-online-digital-learning/

Mukhtar, K., Javed, K., Arooj, M., & Sethi, A. (2020). Advantages, Limitations and Recommendations for online learning during COVID-19 pandemic era. Pakistan journal of medical sciences, 36(COVID19-S4), S27.

許沛汶，〈遠距上課「不只需要電腦」！她揭圖書館「1幕」嘆：有孩子在月台沒上車〉，民視新聞網，二〇二二年五月二十六日，https://www.ftvnews.com.tw/news/detail/2022526W0171。

疫情下的工作變化，醫護人員的日常記事

陳亮甫

一句評論

疫情是對醫療體系的健檢，所有瘡疤一覽無疑，剝削醫護是難治且逐漸惡化的慢性疾病。

延伸閱讀

林雨佑、嚴文廷，〈【法律解析】以防疫之名限制醫療人員出國，國家有權力嗎？怎麼做才合宜？〉，報導者，二〇二〇年二月二十四日，https://www.twreporter.org/a/covid-19-taiwan-restrict-doctor-go-abroad。

陳亮甫，〈疫情期間又見醫療暴力事件，健保卡註記能解決問題嗎？〉，端傳媒，二〇二一年六月十三日，https://theinitium.com/article/20210613-taiwan-medical-violence/。

廖郁雯，〈指揮中心引起醫護眾怒：放寬新冠肺炎專責病房「護病比」錯了嗎？〉，udn 鳴人堂，二〇二二年五月二十六日，https://opinion.udn.com/opinion/story/120970/6341488。

本文作者是防疫現場人員。透過第一人稱敘事，自我爬梳的背後，是對醫療勞動價值貶抑的根本分析。以下將針對疫情三個階段回顧——醫護出國禁令、疫情中的醫療暴力、疫情下醫療運作失靈，希望召喚閱聽人的換位思考，一起想想「未來」，我們該如何用更好的制度面對另一波疫情，而不是冷漠地把希望全部押在醫護人員身上。

之一。出國禁令

和大多數人一樣，就算是身為醫療人員，號稱傳染病防治的第一線現場，我們對新冠肺炎的了解也是很遲鈍的。也是流傳許多「據說」——據說中國出現了一種新型病毒，據說開始封城……真正開始有感覺是二〇二〇年一月底，一個來自政府的行政命令——醫護人員禁止出國。

雖然不久的將來，「不能出國」隨著疫情擴及全球各地、越演越烈，最後變得理所當然之際，但在當下依然是個令人震驚與反彈的政策，冥冥之中也揭示了醫療人員這樣的身分，與即將襲來的疫情海嘯之間，千絲萬縷的連結。

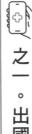

同時也凸顯，過去幾年來，醫護人員的心境，以及疫情當中的身不由己。

那麼，為何醫護人員會在意不能出國？首先，出國旅遊對醫護人員來說，是陰暗的勞動牢籠中，勉強得以窺見的一縷陽光，且由於休假有限之故，積攢多年才能換來一次真正休息的機會。其次，因為人力吃緊之故，醫療人員從來就不如法律所規定的能夠「自行決定何時請特休」，醫療機構提前一年協調「全單位人員隔年何時休假」是家常便飯。看不到盡頭的出國禁令，掐死了逃脫苦難的最後一口氣息，瞬間讓人失去認真看待疫情的理智。

更幽微的層面是，當時規定若前往部分尚未成為疫區的國家，也需要經過所屬醫院的同意。背後的權力符碼在於，醫護人員就算休假，也必須把行蹤向醫院主管交代，甚至獲得批准才能前往，違反者可能受到懲罰。這種由工作現場延伸到日常生活的規訓，恰巧體現了醫護人員作為「戰備物資」的無奈命運。由於人力有限、疫情難以預料，而民眾的就醫需求又有別於一般的服務業可以暫時停止營運，掌握醫護動態，以利調動人力與維持機構運作，便成為醫療經營者與政府合謀的共識，所謂的基本人權紅線，竟也在防疫的大纛下被模糊。

而一旦意識到自己成為「戰備物資」，也喚醒了更早以前在SARS時期，醫護人員被強制隔離甚至犧牲的血淚記憶，一時怒意都回來了。回想那時政府面對龐大不滿聲浪，很快提出了包含旅遊費用補償在內的一系列措施，其中更對照護確診者的醫護人員發放不菲的津貼，方才稍稍撫平怒火。

新冠肺炎疫情歷經三年多，在寫作的當下，國際普遍不再對國境流動採取防堵措施，海外旅遊復甦之際，對於醫療人員的出國禁令依舊堅守最後，醫院成為把關者，具有正當理由過問員工的休假計畫並提出異議，醫護雖麻木難有反彈，或許戰備物資的烙印已成為彼此「自我實現的預言」。

之二。前世殺人

疫情對醫護的影響不只工作變得繁重，大口呼吸變得奢侈，密封的防護衣裹著黏膩的身體，我們依舊要在寸步難行當中執行日常業務，透著手套摸索病人手臂上若有似無的靜脈，或是在起霧的護目鏡裡搜尋呼吸衰竭患者「聲門」的縫隙（插入氣管內管的關鍵步驟）。

二〇二一年的春夏交際，我國迎來第一波的COVID-19本土疫情，一瞬間社會氛圍的緊縮，彷彿被防護衣綑綁的軀體，「沉默缺氧」的夢魘時刻籠罩在急救室與台灣的上空。

我們都沒預料到，真正帶來那致命一擊的，不只是病毒或缺氧，還有人心。

那場發生在雙和醫院的傷人意外，可能讓很多人和我一樣，都開始思考習醫的初衷，和作為醫療工作者的價值輕重。因為確診而住在隔離病房的中年男子，由於對住院照護不滿，持刀砍傷三名護理人員，事件透過媒體傳播，立即震驚社會。

與此同時，醫護的家人被社區或學校排擠，醫療工作者除了擔心成為防疫破口，還得面對漸邋嚴格的醫院感控政策，以及病人或家屬對於照護的期待。而當這些敵意逐漸匯聚，具象化為穿破防護衣的利刃，刺穿了醫護人員的軀體，也割裂了脆弱的醫療信仰。

關於為何醫療暴力猖獗，常見有三大歸因，首先是民眾就醫方便，缺乏對醫護人員的尊重及同理；其次是政府並無積極作為，對於醫療暴力犯行沒有相應懲罰；最後則任由傳統觀念綁架，只有對「醫德」的要求沒有對病人行為的約束。這些觀點都好理解，但我稍有不同看法：就醫不便或高價，可能導致民眾對醫療期待更高，一旦不符己意，動輒暴力相向的可能性更高。政府為凸顯對醫療暴力的重視，在幾年前便獨排眾議，加重了妨礙醫療業務罪的刑責，並降低成罪條件。

我感受到的是，整個醫療養成的過程就是在規訓一個順服的身體。師徒制的授業，導致我們對權威唯命是從，提出異議甚至越級上報，都是會受到非議眼神的行為。而醫院基於各種理由，伺候民眾漸漸取代醫療的治療疾病本質，推陳出新各種管理手段，讓不願被稱為服務業的醫療業，姿態越來越卑微、身段越來越討好。這種身段放軟的潛意識，宛如慢性疾病侵蝕我們的自信，然後在醫療暴力襲來的當下，猛爆性地讓自尊潰堤。

然而那些厲聲反對醫療暴力，在媒體面前擺弄正義臉孔，要與基層站在一塊的官員與醫療經營者，在成本利潤的考量下，依舊對人力不足引發的各式勞動困境充耳不聞——雖然大家都知道，惡劣的工作環境會繼續提高醫病衝突的機會。這樣的矛盾和表裡不一，已經成為醫療工作者習慣到懶於調侃的現象。記得某次與同仁在急救現場，繼續被病人家屬以嚴厲的口吻指責「為什麼遲遲等不到病房住院」，安撫家屬離開以後，我們相視而笑「誰叫你上輩子殺人放火，今生在醫療業任人糟蹋」。

之三。繞院三匝

伴隨二〇二一年中的苦難歸於平靜，旋即疫苗普及，夢想期盼的「流感化」似乎已經不遠。眼看他國國境開放，嚴防死守終告盡頭，殊不知二〇二二年四月的疫情海嘯瞬間降臨，轉眼每日確診破萬，醫療量能瀕臨崩潰，醫護人員又再次掉入夜不能眠的漩渦。

不吃不喝不上廁所，是每天上班前就做好心理準備可能面對的處境，更可憐的是無頭蒼蠅般的就醫民眾，環繞醫院排隊的人潮綿延不絕，與疫情的尾勁有幾分神似。

自我有生以來，從沒感受到醫療資源如此受到擠壓，每天上班提心吊膽，更擔心明天是不是就看不到身邊的同事，因為可能確診被隔離，或是看破果斷離職。在這段時間，新聞聳動得讓人末世感加劇，排隊（不管是排急診或排隊買快篩）的民眾不支倒下，有醫療需求的病童遲遲無法轉院到大型醫學中心，確診長者在急診苦候一週等不到病房，政府被迫要求隔離病房護理師照顧過往兩倍患者，全因過多醫護確診被隔離，而民眾仍有源源不絕的治療需求。

在最深沉的苦難和恐慌當中，反襯出我們的發聲機會，讓過去只是口號的「醫護血汗」，如此具體地呈現在諸多民眾眼前；多虧疫情與醫療資源緊繃，讓現場困境成為媒體關注焦點，更多的鎂光燈照亮了不為人知的陰暗角落。

舉例來說，疫情以前，在急診工作的我，每天上班都會面臨民眾嚴峻的眼光拷問「為什麼我的家人還等不到病房」，當「超長候床時間」的問題在疫情期間變得更加嚴重，終於有機會用說故事的方式讓人同理。

雖然一間醫院尚有空床，但因為過多人員確診，無人可出勤上班，於是院方被迫「縮床」。為什麼不能夠啟動更多的「備援人力」？因為醫院基於成本考量，在一開始就將人力瘦身到最精實的編制，可以由一個人完成的業務，絕對不花錢聘另外一個人來上班納涼。

那為什麼不能讓現有的照顧人力同時照顧更多的病人？這是因為，台灣的法律當中有所謂「護病比」的規定，一位護理人員上班過程中，照顧的病人數有其上限，一旦超過了院方可能就得受罰，甚至無法取得相關的健保給付。又為什麼要有嚴格的「護病比」規範？因為研究顯示，一旦護病比超過一定數字，則可能增加住院病患的死亡率；這道理相當容易明白，有限的人力不可能照料同時發生的病危情境——更何況台灣的護病比相較於他國，數字還更加苛刻。

這些情節，一般民眾難以體會，也沒有興趣深入理解，但在疫情過程中，我們獲得了一絲在媒體上訴說冤情的機會，甚至能夠在第一線照護現場，試圖取得病患及家屬的理解。雖然疫情扭曲了彼此的耐性與理智，但我也能深刻感受不少民眾在就醫情緒上更顯自律，倒不是說要言必稱感謝醫護，而是比較能夠體諒疫情當下的資源有限，治療需要排隊，看病不是先來後到而是依據輕重緩急。

只是這樣的蜜月期沒有太久，在病毒不再如此猖獗可怖，大眾又很快地漸漸將醫護的忙碌視為理所當然，我們又重新經歷了熟悉的頤指氣使，以及不耐咆哮。

叨叨絮絮談了許多，我覺得在這幾波的疫情裡，越發深刻地感受到我們確實忽略了「黑天鵝」（Black swan）的可能，這個概念的寓意是：過往重複千百遍的真理（天鵝都是白色的，醫療運作總是順暢），只要一個反例出現就會被顛覆；這也讓黑天鵝被拿來形容「從未發生過，卻影響非常劇烈的事件」。

換句話說，在疫情黑天鵝的翅膀籠罩下，我們能夠維持現有照護體系的完整，讓大部分民眾在醫療當中獲得滿意服務，會不會是因「運氣不錯」？以結果來說，我們創造了傲人的戰果，交出不遜相近開發程度國家的防疫成績單，但細看一次又一次的疫情裡，我們在壓榨眾多的醫療血汗後，學到了什麼教訓嗎？

我們依舊沒有補足人力缺口，沒有正視健保財務危機，沒有挑戰民眾就醫的嬌貴習慣，沒有斷絕爭搶醫療資源的關說歪風。隨著媒體追逐下一個有亮點的議題，對於防疫政策的檢討淪為選情攻訐的素材；而當其他疫情終究會捲土重來，我們要浪費多少次的教訓，這項我們面對苦痛後的專長。這次讓我們拒絕遺忘，讓醫療制度更加健康好嗎？

全文摘要

本文是防疫現場人員的第一人稱敘事，看似充滿抱怨與自憐，實際上是對於醫療勞動價值貶抑的根本分析。透過疫情三個階段的書寫：醫護出國禁令、疫情中的醫療暴力、疫情下醫療運作失靈，作者希望召喚閱聽人的換位思考，也指認出埋藏在醫療體系根源，讓我們在疫病面前不堪一擊、千瘡百孔的病因；雖然翻轉體系非常困難，但拒絕遺忘在災難下的傷痛，才可能讓制度更加健康。

參考資料

蔡友月，〈台灣一線醫護人員 COVID-19 的臨床敘事〉，COVID-19 的人文社會省思，https://covid19.ascdc.tw/essay/159。

出勤加班怎麼算？

疫情下遠距工作者的勞權保障

許恬心

一句評論

疫情讓職涯產生質變，但不管勞方、資方，勞權意識皆不可或缺。

延伸閱讀

讀者太太／英國職場放大鏡，〈「遠距工作」公司預計 3 年漲 6 倍！如何面對永久常態？專訪遠距工作專家 Christine Orchard〉，換日線，二〇二一年十月十四日，https://crossing.cw.com.tw/article/15409。

讀者太太／英國職場放大鏡，〈你的不厭其煩，會為你省下很多麻煩——遠距工作時，為何需要「過度溝通」？〉，換日線，二〇二一年十一月二十五日，https://crossing.cw.com.tw/article/15562。

鱸魚，〈遠端工作好自由？當心公司一直在監視你【讀者問答篇】身為員工可以如何自保隱私？〉，換日線，二〇二二年六月二十四日，https://crossing.cw.com.tw/article/16396。

隨著肺炎疫情全球爆發，不少國家因疫情宣布停班停課，在台灣越來越多企業在疫情期間改採取輪班工作制，甚至遠距工作，以減少人與人之間的接觸，居家上班已經成為疫情時代下，流行的工作態樣。

不少員工因為減少通勤時間、工作地點自由彈性，覺得開心不已，同時對於這樣的工作方式感到很陌生，企業主管更對於怎麼監管員工一頭霧水，本來上下班時間員工都要打卡，現在根本無法記錄出缺勤，該怎麼辦？

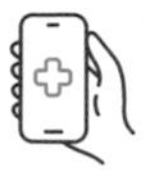

從防疫居家工作談電傳勞動

遠距工作型態的出現，突破傳統所謂「固定工作時間」及「固定工作地點」的勞動關係模型，為因應科技發展下的新勞動方式，法律上藉由「電傳勞動」指稱須受雇主指揮監督的遠距工作型態。

這類型的工作型態不要求坐在辦公桌前，也沒有強迫他們進公司打卡的必要性，為管理這類型的工作者的工時，勞動部在二〇一五年五月頒布了《勞工在事業場所外工作時間指導原則》。依本原則，電傳勞動是指「勞工於雇主指揮監督下，於事業場所外，藉由電腦資訊科技或電子通信設備履行勞動契約之型態」。

換句話說，只要符合在事業場所外，用電腦或電子設備工作者，都可以納入該條所指範圍，沒有職業類型的限制，防疫期間居家工作者相當接近指導原則裡面的「電傳勞動工作者」。

如果公司因應疫情及企業經營上的需要，暫時變更員工原來的工作場所，改以在家上班提供勞務，倘若沒有違反《勞動基準法》第10條之1有關調動的相關規定，雇主是可以不經員工同意而片面變更工作場所——這是雇主指示權的合法行使，員工在家工作後，就是電傳勞動者。

與傳統上班族不同的是，電傳勞動者的「加班」是要採事前申請或約定的方式，因為電傳勞動工作者實際的工作場所多半不是在雇主的事業場所，公司對於勞工的延長工作時間難以管控或表示反對。因此，「勞工在事業場所外工作時間指導原則」強調延長工作時間，須採事前申請或約定等方式來作。

至於電傳勞動工作者如何分配工作時間，原則上應由勞雇雙方約定並依約履行，因為電傳勞動工作者自主性高，比較可以自由調配工作時間與休息時間；有關實際出勤情形及確切休息時間，勞工可以自我記載（如工作日誌），並透過電子設備（如線上登錄系統）記錄後，電傳雇主記載；企業也可以藉由規劃工作進程來控管員工上班情形，例如主管晨間安排視訊會議、要求勞工於指定時程回報工作進度。

管理出缺勤紀錄，永遠是企業的義務

不少公司以「不用打卡」視為尊重員工自由的表現，但也有公司藉此掩飾員工超時工作卻沒付加班費的惡狀，因此，考量到出勤紀錄為雇主核發勞工薪資及加班費的依據，為避免勞資雙方對計算工作之起訖時間發生爭議，依《勞動基準法》第30條，雇主應置備勞工簽到簿或出勤卡，且出勤紀錄應逐日記載勞工出勤情形至分鐘。

若企業沒有設置勞工簽到簿或出勤卡，處新臺幣九萬元以上四十五萬元以下罰鍰。如果僅以符號（如打勾）註記，未詳實記載勞工實際出勤時間至分鐘，處新臺幣二萬元以上一百萬元以下罰鍰。如果薪資已發放即棄置出勤紀錄，未依規定保存五年，等同未設置打卡紀錄恐罰九萬。

新招百出：變種的出勤紀錄，Uber 派車單＋GPS 定位

因應疫情政策，企業開始實施居家工作後，員工沒有來公司，打卡機已經無法反映真實出缺勤狀況，公司要如何與時俱進？

其實早在防疫期間居家工作盛行前，某些行業已經成為主管機關眼裡的過動兒或自閉兒，需要量身訂製「工作時間認定」及「出勤紀錄記載」原則，比方說新聞媒體工作者、遠端工作者、外勤業務員、汽車駕駛等。

按照前述《勞工在事業場所外工作時間指導原則》，強調在外工作勞工之工作時間記錄方式，非僅以簽到簿或出勤卡為限，尚得透過：行車紀錄器、GPS紀錄器、線上登錄系統、手機打卡、網路回報、客戶簽單、通訊軟體、發稿紀錄、駛車憑單（派車單）或其他可供稽核出勤紀錄之記載等。

因此，Uber藉由派車單及GPS紀錄器掌控司機出勤狀況——這些年，勞動部或法院都陸續認定外送員與外送平台間成立僱傭關係。[1] 外勤業務員透過客戶簽單及線上登錄系統確認行蹤與進度，遠端工作者透過電腦軟體、網路等從事約定工作，並利用電子科技回覆工作處理狀態，email及修改足跡都可作為出勤紀錄，藉此呼應《勞動基準法施行細則》第21條中所定義的出勤紀錄，如以簽到簿、出勤卡、刷卡機、門禁卡、生物特徵辨識系統、電腦出勤紀錄系統或其他可資覈實記載出勤時間工具所為之紀錄。

遠端工作不等於責任制，一天正常工作上限八小時

根據《勞動基準法》第30條規定，員工每天的正常工作時間不能超過八小時，每週不能超過四十小時；而且每工作四小時，至少要有三十分鐘以上的休息時間。以最常見的「朝九晚六」工作型態來說（即早上九點上班，晚上六點下班為例），中間午休的一個小時，其實就是前後兩個三十分鐘的休息時間相加。

一般上班族與責任制工作不同！兩者差別在於，上班族是在雇主指揮監督下提供勞務或受指示等待提供勞務的勞工，責任制則是獨立完成工作的個體，上班族即便改變為居家工作，本質上還是勞動契約下的勞工。

換言之，遠端工作並不等於責任制。遠端工作僅是工作地點的變通，並非工作時間無上限，企業仍需遵守勞工一天工作上限八小時的原則，並應依雙方原來約定的工資給付日期與方式發給員工，不得任意扣減工資，員工的工作時間超過正常工時要給付加班費，加班必須事前經工會、勞資會議或個別員工同意才行。

另外，如雇主有補助「非屬工資的交通津貼」，例如計程車收據等實報實銷的費用支出，因為員工改為在家上班期間無通勤事實，因此非屬於工資性質的交通津貼補助可以免發放；然倘若

交通津貼在制度上具有經常性，屬於員工一般情形下可以領取的工資一部分，則公司仍有發放的義務。

遠距打卡幫你確保合理工時，加班費有保障

《勞動基準法》為保障勞雇關係成立後，相關權利義務之最低標準，故強制雇主備置勞工名卡、工資清冊及出勤紀錄並依法保存。

「出勤紀錄」的目的在於確實計算勞工每日工作時間，並作為核算勞工工資之具體依據。「遠距打卡」的方式可以非常多元，企業可以透過多人視訊會議、透過線上簽到表登記出缺勤，藉由視訊做晨操，與工作成果自拍上傳也不失為一種創新的出勤紀錄。

在員工居家工作期間，遠距打卡不僅能避免勞檢員發現出勤紀錄登載不實的風險，更是確保合理工時及爭取加班費的依據，倘若雇主違法未登記出勤紀錄，員工可以自行保留工作時間的證據（例如：電子郵件、通訊軟體截圖及開會紀錄等）作為將來爭取加班費之依據。

全文摘要

疫情雖然帶來不便，但不少員工因為減少通勤時間、工作地點自由彈性，覺得開心不已，同時對於這樣的工作方式感到很陌生，企業主管更對於怎麼監管員工一頭霧水，本來上下班時間員工都要打卡，現在根本無法記錄出缺勤，該怎麼辦？勞動部在二〇一五年五月頒布了《勞工在事業場所外工作時間指導原則》，值得注意。此外，遠端工作不等於責任制，一天正常工作上限八小時，勞工朋友要記得保護自己的權益。

注釋

1 劉時宇，〈法院認定外送服務員是平台勞工，是德政還是管太多？〉，法律白話文運動，二〇二二，https://plainlaw.me/posts/2022-4-18-1。

老闆說要共體時艱！

無薪假合理嗎？

劉時宇

一句評論

身處在疫情風暴中，不管是勞工或雇主，你都必須搞懂無薪假，了解手邊的武器，才有東山再起的機會。

延伸閱讀

傑夫 ・ 魯賓（Jeff Rubin）著，聞翊均、楊理然譯，《我們成了消耗品：全球化海嘯中被吞噬的中產階級》（台北：時報文化，二〇二一）。

洪敬舒、張烽益，《勞動僱用資本：以經濟民主翻轉資本主義之路》（台北：台灣勞工陣線，二〇二一）。

蓋伊・史坦丁（Guy Standing）著，劉維人譯，《不穩定無產階級：一個因全球化而生的當代新危險階級，他們為何產生，造成什麼問題，社會又該如何因應？》（台北：臉譜，二〇一九）。

過去幾年，受到國內新冠肺炎的影響，許多店家或企業在疫情的摧殘下，主動或被動地停工或停業；在營收銳減但支出持續的情況下，有些雇主迫於無奈，希望先讓員工「放無薪假」，撐過這次的難關，等待疫情趨緩後東山再起。

但減班或放無薪假，卻也讓勞工權益受損，到底該如何拿捏分寸，可說是非常艱深的學問。今天，就要來和大家聊聊，如果又碰到疫情，「減班休息」與「放無薪假」到底合不合理，勞工與雇主又該怎麼看待。

勞基法未規定「無薪假」？

翻開《勞動基準法》（簡稱勞基法）從頭看到尾，其實裡面根本沒有所謂「無薪假」的規定，這是因為立法者在制定法律的時候，其實是預設：不管景氣好不好或是有什麼其他因素影響，原則上老闆都該依照勞雇契約的約定，給付工資給勞工。

但現實來說，考量到雇主如果因為長期入不敷出，最後撐不下去關門倒閉，或是開始選擇資遣勞工，這樣對勞工的影響反而更大，甚至會進一步造成社會問題。因此，勞動部頒布《因應景氣影響勞雇雙方協商減少工時應行注意事項》，讓勞資雙方可以透過「協商」的方式，同意暫時減少勞工工作時間，當然，老闆同時也可以少發一點工資，以減少成本壓力。

這樣的模式，就是我們俗稱的無薪假。

乍看之下，這樣老闆不但沒有免除給付薪資的責任，員工還因此被扣減薪水，好像是一個雙輸的局面，但透過勞資雙方的協商結果，或許可以讓雇主強行續命，等到疫情等困難結束後再回復正常營業。換個角度來說，這樣的規定就是要讓雇主和勞工可以「共體時艱」度過難關。

誰可以決定「無薪假」？

既然是要「共體」時艱，雇主在採行無薪假之前，必須要先與勞工協商、取得同意後，才可以實施；勞工當然可以自由決定要或不要配合無薪假。

如果雇主在沒有經過勞工「書面」同意的情況下，就直接排定減班或放無薪假，在法律上是無效的；如果雇主因此扣減勞工薪資，就會違反《勞基法》的規定，最終雇主可能會被裁罰二萬元到一百萬元的罰鍰，[1] 所以雇主們千萬不要「大主大意」（tuā-tsú-tuā-ì），否則很有可能會因小失大。

另外，就算雙方已經用書面達成減班或放無薪假的協議，雇主還是要依照相關規定確實通報主管機關，才能夠算是完成所有程序。

無薪假放多久？薪水怎麼算？

首先，依照《因應景氣影響勞雇雙方協商減少工時應行注意事項》規定，「減班休息」或「無薪假」的期間是以不超過三個月為原則，如果要延長，必須要再經過員工同意，[2] 因此，雇主是不可以直接要求勞工休息半年、一年。

其次，在薪資的協商過程中，勞資雙方必須就調整「工時、工資」的部分達成合意，並且把這些東西用「書面」白紙黑字地寫下來。但要特別注意，依照《因應景氣影響勞雇雙方協商減少工時應行注意事項》規定，如果勞工的薪資是按月計酬，則協商後減少的每月薪資，不管怎麼扣，都不可以低於基本薪資（例如：民國一一一年每月基本工資為新臺幣二萬五千二百五十元）。[3]

看到這裡，專業的看官們是不是發現了什麼？

沒錯，如果你是按月計酬的勞工，不管再怎麼減班、減少工資，最少都可以領到基本薪資，所以對按月計酬的勞工來說，其實「無薪假」在法律上應該比較像是「減班休息」，不管休再多，還是可以保底領到最低工資。4

此外，在減班休息或無薪假的期間內，如果遇到例假日、休息日及國定假日，原先的工資也應該照給，不可以藉故扣除。換句話說，領月薪的人每週本來就通常會有週末兩天是不用上班的，因此在勞資協商時，雇主不可以故意把週休二日認定成勞工沒來上班而扣除薪資。

然而，對於按時計酬、按日計酬或按件計酬的勞工，因為本來就是有上班才有薪資可以領，雖然每小時基本工資還是保障在一百七十六元以上（按：二〇二三年一月一日起實施的版本），但在總收入的環節就沒辦法受到最低工資的保障，還可能會因沒有辦法排班，而名符其實地放了「無薪假」。

最後，在「減班休息」或「無薪假」期間，勞健保及勞工退休金該怎麼提撥呢？答案是，在無薪假期間，雇主還是必須要幫勞工加保勞健保，雖然薪資有所調整，但勞資雙方是可以約定不調降投保薪資，或是要依實際領取工資申報調整勞健保。不過勞工退休金的部分，雇主就必須要以勞工「原領薪資」為基準提繳，是不可以調降的。

約定減班休息、無薪假的書面到底怎麼寫？

前面一再強調，勞資雙方要以「書面」的方式約定，但是這個白紙黑字到底該如何寫，這邊建議大家可以上勞動部網站，參考「勞雇雙方協商減少工時協議書」的範本。[5]勞動部的範本已經把雙方勞動權益都寫清楚了，包含減班前的工時及薪資、實施期間、實施方式、減少工時，以及減少工時後的實領薪資等項目。

總的來說，身處在大疫情時代的我們，只要疫情警戒一天沒有解除，勞資雙方就一天不得安寧。各位雇主在決定與勞工協商減班或放無薪假前，還是建議可以優先向各行政機關（包括經濟部、交通部等）洽詢各項紓困振興方案或補助措施，實在不得已，再來考慮要減班或放無薪假；勞工們也可以參考如紓困4.0等方案，透過公私協力一起減少疫情對於勞資雙方的衝擊。

全文摘要

在疫情肆虐的現在，勞資雙方要如何攜手共創雙贏局面，是你我必須正視的問題，從法律怎麼規定、誰來決定無薪假，到無薪假是不是真的沒有薪水，甚至是無薪假時期的勞健保提撥，都應該要由勞雇雙方事前協商，並且白紙黑字地寫清楚，透過勞動部提供的「勞雇雙方協商減少工時協議書」範本，勞雇雙方都可以藉由明確的文字約定來加強保障。

注釋

1 《勞動基準法》第22條第2項：「工資應全額直接給付勞工。但法令另有規定或勞雇雙方另有約定者，不在此限。」《勞動基準法》第79條第1項第1款：「有下列各款規定行為之一者，處新臺幣二萬元以上一百萬元以下罰鍰：一、違反第21條第1項、第22條至第25條、第30條第1項至第3項、第6項、第7項、第32條、第34條至第41條、第49條第1項或第59條規定。……」

2 《因應景氣影響勞雇雙方協商減少工時應行注意事項》第8點：「事業單位實施減少工時及工資之期間，以不超過三個月為原則。如有延長期間之必要，應重行徵得勞工同意。事業單位營運如已恢復正常或勞資雙方合意之實施期間屆滿，應即恢復勞工原有勞動條件。」

3 《因應景氣影響勞雇雙方協商減少工時應行注意事項》第6點：「勞雇雙方協商減少工時及工資者，對於按月計酬全時勞工，其每月工資仍不得低於基本工資。」

4 未來在處理職業災害或資遣費時，如果要計算勞工的平均薪資，還是必須回到沒有減班休息或放無薪假的情況下計算。

5 勞雇雙方協商減少工時協議書範本，請見：https://www.mol.gov.tw/topic/3067/14531/。

房東、房客雙贏！

疫情下，租賃關係可以怎麼調整？

劉時宇

一句評論

受到疫情的衝擊，租客可以透過請求法院適用情事變更原則，來打破契約的約束，以公平合理的方式調整契約內容，創造雙贏的局面。

延伸閱讀

廖庭輝，《無住之島：給臺灣青年世代居住正義的出路》（新北：衛城出版，二〇二二）。

林宗弘、洪敬舒、李健鴻、王兆慶、張烽益，《崩世代：財團化、貧窮化與少子女化的危機》（台北：台灣勞工陣線，二〇一一）。

奈爾・傑斯坦尼（Niall Kishtainy）著，吳書榆譯，《經濟學的 40 堂公開課：倫敦政經學院教授，生動剖析經濟學家如何思考，讓經濟學成為改變世界的力量》（台北：漫遊者文化，二〇一八）。

在疫情，如新冠肺炎的肆虐下，各觀光地區的店家首當其衝，因為觀光人潮的銳減，許多店家的業績大幅縮水，嚴重的甚至完全零收入，但店家們同時卻又必須按月繳納房屋的租金，讓不少業者收入因此負成長——每多經營一天，就多賠一天，最終只能無奈關門大吉。

雖然市場是採自由經濟的運作模式，店家與房東自主簽約後，就應按照契約繳交租金，但如果店家因疫情等「不可抗力的因素」受到影響，我們卻還死板要求店家應付出足額的租金，就可能會導致店家倒閉；此時，房東也可能因大環境不好、找不到下一個租客，最終只能守著空房而沒有租金收入。到頭來，這樣的惡性循環是我們要的嗎？

其實，法律早就預料到有這樣的一天，讓我們可以利用「情事變更原則」來調整房東與租客間的關係，讓大家不用再被原本簽訂的契約綁架，可以更加彈性處理雙方的權利義務。

情事變更原則是什麼必殺技？

《民法》第227條之2第1項規定：「契約成立後，情事變更，非當時所得預料，而依其原有效果顯失公平者，當事人得聲請法院增、減其給付或變更其他原有之效果。」

從法條的文字，不難理解所謂「情事變更」，主要是針對契約成立後，如果發生了不可預料的事件，為了平衡契約雙方的權利義務，當事人可以請求法院調整契約的內容，尋找一個雙方覺得比較公平合理的結果。

以房客向房東租屋為例，如果房客在簽約後不幸遇上新冠肺炎疫情，卻因為大環境等因素，導致收入大幅縮水，初期也許可以靠著老本勉強撐過，但幾個月過去，坐吃山空總有到頭的一天，也許下個月就要露宿街頭了；此時，房客就可以透過訴訟，請求法院調整雙方的契約內容，例如降低租金等措施，讓房客可以度過難關。

當然，改變原有的契約內容是一種例外，不是隨便說用就用的。依照法律，有幾個重點是我們聲請法院調整契約既定內容時，要特別注意的：

1 情事變更的狀況，必須發生於契約成立後。

2 情事變更的狀況，必須在契約成立前「不可預見」。

3 情事變更的狀況發生，必須不可歸責於雙方當事人。

4 情事變更後，如果仍依照原契約履行，會有顯失公平的情形。

簡單來說，情事變更的關鍵，就在「事前是否能夠預見」。審判當下，法院會請雙方舉證，綜合雙方訂約時的想法、契約的內容及目的、當時經濟發展與一般觀念，進一步判斷情事變更的狀況，是否是當事人在訂約時所能預料的。如果這樣的事件，是雙方在簽約前就可以預想到的，那雙方也就能在契約條款中預先分配可能發生的風險；這時法院，就會尊重雙方的契約自由，不會任意更動契約內容。

反之，如果法院認為事件的發展已經脫離常態，真的很難在簽約時候預料得到，且若不改變契約內容，也將產生不公平也不合理的結果，法院就可以不受原契約條款的約束，適度調整契約內容。

疫情蔓延、收入銳減，算不算情事變更？

如果你是店家，受到疫情影響，是不是可以請求法院調整租金或其他成本？這其實還是要看個別法官的看法，不過我們還是可以經由過去的類似案例，推測未來法官的意見。

以二〇〇三年的SARS事件為例，就有案例認為：SARS疫情雖然蔓延，但起爭議的地區並非疫區，且當年疫情僅為期四個多月；店家收入雖因靠近醫院受到影響，但在醫院解除管制後，營業收入依舊不見起色，所以影響收入的因素並非只有SARS疫情。綜合考量社會客觀事實及法律秩序的安定性，SARS疫情並沒有引發足以動搖雙方締約基礎的影響，所以不同意原告的調整請求。[1]

在另一個委託經營停車場的案例中，法院表示：SARS疫情期間雖屬廠商事先無法預見的情事，但廠商先前就已經遲延繳納使用費，且SARS疫情蔓延後，其所處的基隆市也非疫區，停車場又沒有鄰近醫療院所，很難說營收狀況有確實受到SARS疫情蔓延的影響。依照契約自由的精神，並從社會客觀事實及法律秩序的安定性來看，SARS疫情同樣沒有達到動搖契約締約基礎的程度，所以也不能適用情事變更原則。[2]

從前面的案例可以看出，法院在判斷是否可以用「疫情為由」主張情事變更時，會從雙方契約設計、疫情的蔓延範圍，以及疫情對雙方契約履行的影響情況等因素切入，依照不同個案的具體情形去作判斷。店家這方，也可提出疫情前後的營業額、周邊地區受影響的程度等資料，向法院說明疫情的嚴重程度及店家受損的情況，當然也要一併強調疫情的不可預見性，以提高適用情事變更原則的可能。

當然，如果是後疫情時代才簽訂的契約，因為疫情已經發生了一段時間，店家或租客就很難說無法預見疫情的影響，這時候要主張情事變更原則，恐怕就有相當的難度。

出租人的心事誰人知？

面對租客主張調降租金，房東要如何面對？

不管你是房東或租客，這次的疫情，其實都是受害者，從客觀第三者的角度來看，或許房東可以選擇建立一個雙贏的局面。

雖然從前面案例可以看出，法院對於使用情事變更原則的態度相對嚴謹，店家或租客其實並不容易成功隨意調整租金或其他契約內容。不過，訴訟畢竟也要花費成本，包括出庭時間、人力成本，如果要委任律師，又是一筆不小的花費。即使最後勝訴了，有些成本也是無法轉嫁給租客的。

而且，在大環境普遍不好的時期，如果店家或租客最後選擇離開，房東能不能順利找到後續接手的新租客，恐怕又是新的難題。

此時，或許雙方可以透過協商來調整租金，店家或租客這邊也可以主動提出受到疫情影響的相關證據，使雙方可經由客觀的證據資料，慢慢坐下來討論合適的租金。換句話說，雖然這樣會導致房東預期得到的租金利益下降不少，但若能讓店家或租客可以順利履行契約完畢，不就可以避免房東堅持收取原訂租金，結果造成更大、更無法填補的損失嗎？殺雞取卵的教訓，大家可以思考看看。

全文摘要

遇到疫情的重大衝擊，租客如果想要透過情事變更原則調整租金或其他契約內容，要記住，情事變更事實必須發生於契約成立後、必須是契約成立前不可預見的事件、必須是不可歸責於雙方的原因，以及如果堅持依照原契約履行，將會產生顯失公平的結果。

注釋

1 臺灣高等法院九十四年度上字第86號民事判決。

2 臺灣高等法院九十四年度重上字第348號民事判決。

「我也不願意！」如何用法律制度，化解疫情引發的歧視？

賴宜欣

一句評論

台灣的《傳染病防治法》規定，對疫情所引發的歧視，有所處罰，但規定不足之處，可參考日韓等多元做法。

延伸閱讀

熊秉真、杜震華、張登及、Woosung Kang、蔡振興、張君玫、廖咸浩、黃心雅、黃建宏，《超越天啟：疫病、全球化、人類世》（台北：國立臺灣大學出版中心，二〇二二）。

楊惠君、報導者，《世紀之疫：揭開 COVID-19 下，人性、病毒、新世界的深度紀實》（台北：商周，二〇二〇）。

賈德・戴蒙（Jared Diamond）著，王道還、廖月娟譯，《槍炮、病菌與鋼鐵：人類社會的命運・25 週年暢銷紀念版》（台北：時報文化，二〇一九）。

在新冠肺炎的流行期間，你是否也曾注意到那些因疫情所生的不友善舉動呢？而這樣的行為，可能就是一種歧視，會被處罰喔！讓我們一起看看台灣的做法，再比較日本及韓國，檢視未來是否有值得學習參考的地方。

小心這些不友善舉動將觸法！

《傳染病防治法》第11條規定，不得歧視「傳染病病人（包含感染者及疑似感染者）、施予照顧之醫事人員、接受隔離治療者、居家或集中檢疫者及其家屬」。同法第12條也規定：「政府機關、民間團體、事業或個人不得拒絕傳染病病人就學、工作、安養、居住等權益，或施加其他不公平之待遇。」

如果違反這兩條規定，就會構成不合理的差別待遇，依同法第69條規定，就會被處「新臺幣一萬元以上十五萬元以下罰鍰」，且若「沒有限期改善，還會按次處罰」。以下新聞案例，就算是不合理的差別待遇。

案例一：在醫院工作的護理師，指出兒子遭校方以防疫為由，安排坐在教室最後排，禁止與同學互動。

如果護理師工作確實是負責「照顧傳染病病人」，那麼這位護理師和兒子，就是法律所說的「施予照顧的醫事人員及其家屬」，那麼學校調換座位及禁止互動，就可能是不合理的差別待遇，得依《傳染病防治法》對校方開罰。

案例二：宜蘭雜貨店母女確診，村民認為確診者自私偷跑回鄉，而朝店砸酒瓶。

案例三：彰化水果盤商家族群聚感染，鄉里責罵害人染疫，到門前棄置垃圾。

案例二、三都是確診案例，也就是法律所說的「傳染病病人」，依法我們不可以否定他們工作、居住等權益，或施加其他不公平的待遇。因此對經營的雜貨店砸酒瓶、責罵、棄置垃圾於家門，這些行為都可能構成違法的差別待遇，也可依《傳染病防治法》開罰。

案例四：房東以房客染疫、居家檢疫而拒絕居住，或因房客是醫護人員為由，拒絕租屋。

不論房客是「確診者」、「居家檢疫者」或「施予照顧之醫事人員」都是被法規保障不得歧視的人，房東若以房客染疫、居家檢疫，或是作為醫護人員為由，進而拒絕出租房屋，就已經構成歧視，可用《傳染病防治法》開罰。

另外，在構成歧視的同時，如果還損害了人家的名譽，還可能同時觸犯妨害名譽罪（刑法第309、310條），也可能引發民事的損害賠償責任（《民法》第184條）。

而接下來的兩個案例，可能就沒那麼幸運了。

案例五：因疫情宅配量暴增的物流人員，遭到民眾噴酒精等嫌惡舉動對待。

案例六：部分貨運業者公告暫緩運送疫情熱區的貨物。

「物流人員」或「疫情熱區居民」目前不是《傳染病防治法》所要保障的對象。因此，雖然遭到噴酒精、暫緩送貨等不友善對待，目前無法對此防範與開罰。

公布確診者情報、疫情熱區，並非不合理的差別待遇

話說回來，那中央流行疫情指揮中心（ＣＤＣ），在疫情期間定時召開說明會，公布確診個案、足跡及疫情熱區等舉動，這樣對被公布的確診者，或被指出是疫情熱區的當地民眾，算不算是不合理的差別待遇呢？

依據《嚴重特殊傳染性肺炎防治及紓困振興特別條例》第8條規定，指揮中心為避免疫情擴散，是可以公布確診病人的個人資料，或其他為了防治的必要資訊。

另外依據「指揮中心記者會確診個案資料發布原則」[1]，指揮中心也能授權地方政府，公布確診個案的公共場所活動史。但原則上不公開確診者的姓名、病史、收治醫院、完整地址、職業、工作內容；針對年齡、性別也僅公布區間，接觸者也只公布家人及醫護人數。

也就是說，為了防疫發布官方公告，屬於依法令之行為，公布內容若「有助防疫且未指涉特定人，亦未過度侵害隱私」，就不會構成不合理的差別待遇。

日、韓怎麼因應疫情所生的歧視？

韓國：「媒體報導」助長歧視時，有多元救濟手段

在韓國，如果是一般人做出歧視行為，那可能會成立刑事（如侵害名譽罪）及民事上責任（如侵權行為損害賠償）。

但若是因「媒體報導」助長不合理的差別待遇，因為新冠肺炎是傳染病，被歸類為社會災難，相關報導就必須依照《放送法》的「放送審議規定」來檢視。

韓國記者協會等單位也制定了《災難報導準則》、《新冠肺炎報導準則》等自律準則來自主規範。報導機關若不遵守這些規範而引發歧視，被害人享有多種不同的救濟手段，包括：

1 刑事上，不實報導時會構成「名譽毀損罪」；

2 行政救濟上，依據《言論仲裁及被害救濟相關法律》（言論仲裁法），可請求「修正、平衡或後續報導」，也可向言論仲裁委員會申請「調停及仲裁」；

3 民事上，被害人可向法院提起民事訴訟，請求加害人「訂正報導、損害賠償、停止或

預防侵害，以及排除因侵害行為所產生之物」。[2]

另外，韓國也制定了《國家人權委員會法》，設有「國家人權委員會」。禁止沒有正當理由（包含疾病史）侵害平等權的各種行為。再者，如果不實報導涉及外國人的內容，讓國民對特定國的外國人產生偏見；這種情況，被害人或被歧視國的其他國民，都能向國家人權委員會陳情。

日本：中央、地方及民間三方協力，致力宣導改善，不處罰

二〇二〇下半年，政府召開新冠對策計畫小組，其中對於新冠所導致的偏見、差別待遇，希望透過國家和地方自治體、民間團體協力，推動疫情資訊普及化並設立諮商窗口。

中央的法務省（相當於我國的法務部）、文部科學省（相當於教育部）、厚生勞動省（相當於勞動部加衛生福利部）分別推動人權座談會、消除差別與偏見的教育計畫及感謝醫護計畫等。

各地方政府，如東京、岐阜、鳥取、沖繩等地，也在二〇二〇年的七到九月間陸續明定《新冠肺炎對策條例》禁止不當的差別待遇。民間團體如：公益財團法人人權教育啟發推進中心，也推出「不要差別待遇，而是正確理解」等計畫。

二〇二一年初，日本政府曾考量是否在《新型流行性感冒等對策特別措施法》（新型インフ

ルエンザ等対策特別措置法）中，加入相關罰則。但實務界出現反對聲浪，認為制定強制規範，會讓民眾對染疫更加不安，也會對染疫者更加反感，助長差別待遇，造成人權侵害。

因此，最後於令和三年（二〇二一）四月一日通過修法，只在同法第13條第2項新增：「國家及地方公共團體」為了讓患者等人[3]獲得尊重，對新冠所衍生的差別待遇，負有掌握實際狀況、提供諮詢支援、蒐集整理分析情報、提供資訊及宣傳等「作為義務」。

總的來說，日本政府為了事前防止不合理的差別待遇，決定推動教育宣導及諮商，提升國人意識，而非把焦點放在事後的處罰。

未來可以怎麼做更好？

台灣目前偏重事後處罰，但規範細緻度上，不論是事前的防止或事後的救濟，相較日韓都還有可以更完善的地方。

追本溯源，不合理的差別待遇很大的形成原因是來自「不了解所衍生的不安」，加上民眾獲得疫情消息來源，絕大部分來自媒體。因此，對比韓國著重媒體的規範，督促媒體自律，並採取包含刑事、民事、行政的多元化救濟，雙管齊下，此做法值得參考。

同樣地，日本著眼「資訊透明化」，加強宣導來打擊謠言，並透過官民協力，推廣知識普及和諮商，從差別待遇產生的根本，也就是心態與認知來紓解問題，這也非常值得參考。

因此筆者認為，台灣可以試著用規範督促媒體報導疫情時的自律，推動疫情相關知識的普及化，並建立暢通的諮商管道來紓解疫情下的種種不安。透過這些方式，讓我們一起度過這「疫」關。

全文摘要

台灣在《傳染病防治法》規定，對患者、醫療人員或家屬等人，如有拒絕就學、工作、居住等不合理差別待遇時，不但會處罰，若不改善還可按次連罰。而指揮中心公布疫情情報，需遵守發布原則，因此並非不合理的差別待遇。

另外，韓國針對媒體，設有相關報導規範；就差別待遇的受害者，也有刑事、行政、民事等多元救濟方法。日本則由中央、地方及民間三方協力，推動疫情資訊透明化及諮商協助等措施，藉此舒緩差別待遇產生，這些多元的做法，都值得台灣參考。

參考資料

韓國部分

大韓弁護士協会，「コロナ19法律相談Q&A」，二〇二〇五月十四日，https://lazak.jp/system/wp-content/uploads/2020/05/KoreanBar_Covid19QA_ver_Japanese.pdf。

韓國國家法令情報中心，https://www.law.go.kr/LSW/main.html。

日本部分

偏見・差別とプライバシーに関するワーキンググループ（第1回），二〇二〇九月一日，https://www.cas.go.jp/jp/seisaku/ful/wg_h_1.pdf。

法務省，新型コロナウイルス感染症に関連して——差別や偏見をなくしましょう，https://www.moj.go.jp/JINKEN/jinken02_00022.html。

日本弁護士連合会，感染症法・特措法の改正法案に反対する会長声明，二〇二一年一月二十二日，https://www.nichibenren.or.jp/document/statement/year/2021/210122_2.html。

谷口恭（太融寺町谷口医院院長），新型コロナ 感染者差別を助長する「罰金」，二〇二年十二月三日，https://mainichi.jp/premier/health/articles/20201202/med/00m/100/004000c。

注釋

1 指揮中心記者會確診個案資料發布原則，二〇二〇年四月一日訂定、二〇二一年二月九日修訂，https://www.cdc.gov.tw/File/Get/-kLSHFSG_rm1Td4p3L-LKg。

2 韓國法上的刑事、行政、民事救濟，分別規定於該國《刑法》第307條第2項、第309條、《言論仲裁及被害救濟等相關法律》第14條及第17條、《言論仲裁及被害救濟等相關法律》第27條、第30條；《民法》第764條、第750條。

3 這裡所稱的差別待遇，指的是以患者，或曾經為患者為由，所衍生的不當差別待遇，包含毀損名譽及侵害權益。而「患者等人」則包含患者、醫療從事人員，其家屬與其他隸屬同一集團（如同事）的人。

第二部分

概說感染管制

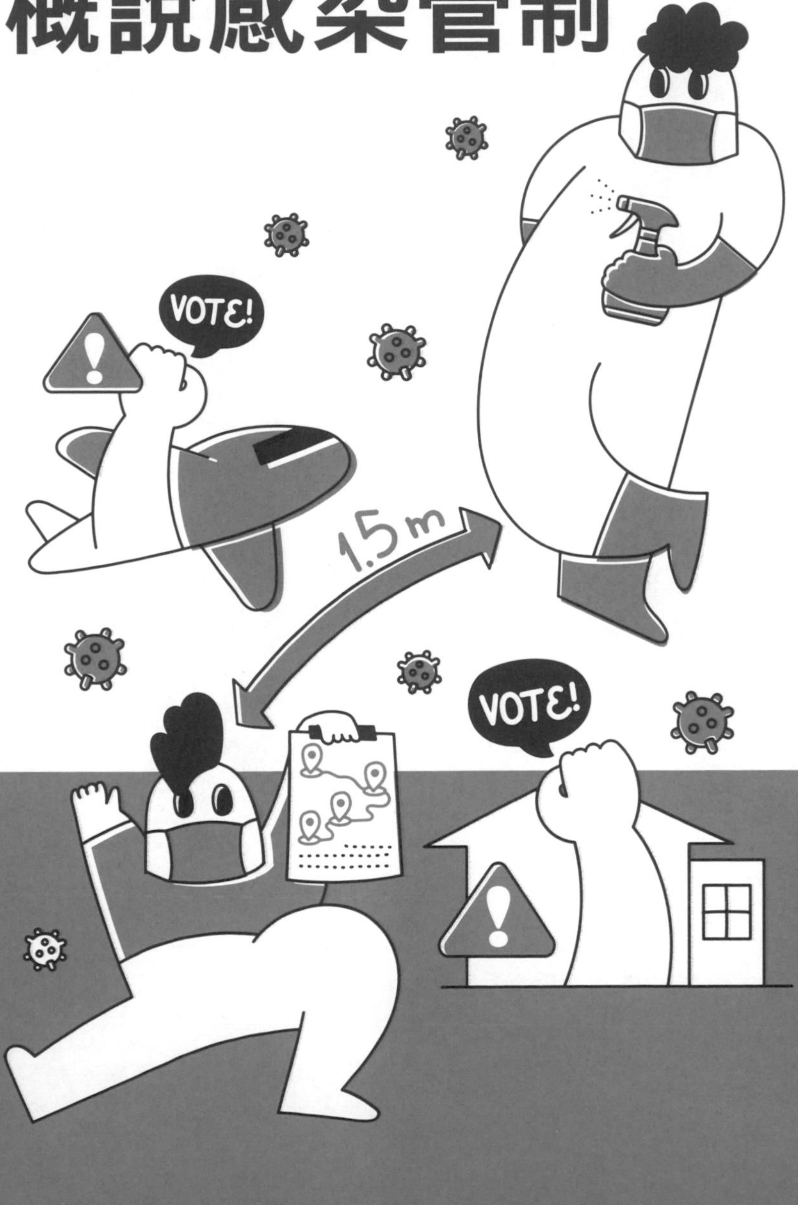

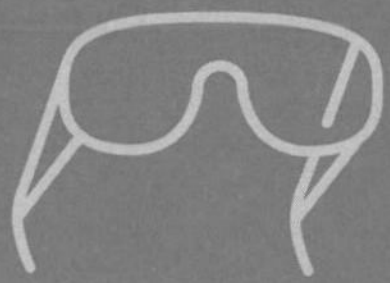

第二部分

概說感染管制

一、關於傳染病你要知道的那些事

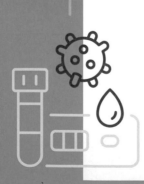

傳染病與人類之間永無止境的戰爭

從天花病毒的攻略史談起

蔣維倫

一句評論

與傳染病的攻防這不是第一次，也不會是最後一次。

延伸閱讀

蔣維倫，〈從那天起，人類開始擁有對抗病毒的武器：疫苗的發明——疫苗科學的里程碑（一）〉，泛科學，二〇二一年五月二十日，https://pansci.asia/archives/321491。

Bertram L. Jacobs, Jeffrey O. Langland, Karen V. Kibler, Karen L. Denzler, Stacy D. White, Susan A. Holechek, Shukmei Wong, Trung Huynh, and Carole R. Baskin (2009) Vaccinia Virus Vaccines: Past, Present and Future. Antiviral Research. DOI: 10.1016/j.antiviral.2009.06.006

蔣維倫，〈【科學簡史】納粹醫師心中的惡魔——人體試驗的黑暗史（1）〉，泛科學，二〇一六年一月十六日，https://pansci.asia/archives/90763。

在歷史上，不時能看到傳染病改變人類歷史的痕跡。從黑死病、霍亂、瘧疾，到近代的愛滋病、SARS（Severe Acute Respiratory Syndrome，嚴重急性呼吸道症候群），還有我們那些年都無法忘懷的COVID-19。

它們有的改變了世界的版圖，有的拉開了人與人的隔閡。其中，有個傳染病的地位極其獨特，它曾屠滅文明、感染全球，更激起科學家上百年的研究，最終研發出史上第一支疫苗，吹響了人類攻克病毒的號角，它就是讓人聞風喪膽的天花。

讓我們一起來回顧這段人類戰勝病毒，以及與傳染病之間剪不斷，理還亂的故事。

嚇人的病徵與極高死亡率

天花，史上最駭人的疾病之一，高達三成的死亡率，病徵更是可怕。先高燒、劇烈頭痛、背痛和嘔吐。接著口腔出現紅點和潰瘍、臉部發紅疹，二十四小時內蔓延到四肢。發病期間病人摸過的物品、體液、痂皮碎屑，都帶有致命病毒。

天花病原體是天花病毒（Variola virus），屬痘病毒科（Poxviridae）之正痘病毒屬（Orthopoxvirus）家族，它的親戚還有近期爆發的猴痘病毒（Monkeypox virus）等。天花曾和

COVID-19一樣，屬全球等級的傳染病。絕跡之前，每年新增感染超過一千五百萬人，其中兩百萬人因它而死亡。如此恐怖的傳染病，又為何已然消失、淪為歷史書的名詞呢？

控制全世界的死神，與歷經千年的弒神之戰

三千多年前（約西元前一一四五年）的埃及法老屍體上，就有疑似天花的痘瘢。古老大國，如中國、印度，早在十世紀以前就有天花的紀錄，周邊的日韓等國，也因貿易而淪陷。而天花病毒隨著十字軍東征、殖民運動，逐漸占領全歐洲、美洲。

十八世紀，澳洲出現疫情，全球各大洲正式被天花病毒全面駐紮。隨著貿易、戰爭，天花成了「全球等級」的傳染病，且和人類開戰之後，病毒一直占據上風。直到一七九六年，一名醫師找到了弒神的武器——牛痘疫苗。

這段逆襲之旅，起源自牛也有動物版本的天花，病因是牛痘病毒，主要宿主是牛或其他動物。人類偶會被感染，症狀溫和、鮮少致死。而十八世紀英格蘭流傳著「聽說，感染過牛痘的農夫，不會染上天花」的流言。醫師愛德華・詹納（Edward Jenner）不只注意到了這個說法，更進一步潛心研究，設計了天花的「攻毒」實驗（故意讓健康人感染病原體）。

一七九六年五月十四日，詹納醫師切傷了八歲男童詹姆斯・菲普斯（James Phipps）的上臂，並讓傷口沾染牛痘患者膿疱液體。同年七月，他故意讓菲普斯接觸天花患者組織；結果，男孩沒有染上天花。一七九八年，詹納醫師公開了二十三名牛痘患者對天花免疫的資料，證實了「牛痘，能避免感染天花」，人類第一支疫苗就這樣誕生了。[1]

力求天花清零！

在天花疫苗誕生之後的一百多年，透過逐漸了解免疫、病毒學後，人類發現天花有四項特徵，讓它有機會成為「全球清零」的疾病：

1 容易診斷的臨床病徵（發燒、紅疹）；

2 發病後才有傳染力；

3 人類是唯一宿主；

4 有高效、免疫力維持數年的疫苗。

換言之，採「出現症狀、立刻疫調、接觸者全部隔離」的公衛政策，就能壓低病毒傳播力，加上全面接種疫苗，就有機會「清零」地球上的天花，這也啟發了後世對於許多傳染病的截斷途徑。

一九五〇年代，更研發成功利於保存的凍乾疫苗。此技術讓冷鍊、運輸設備較弱的國家，更有機會大規模地接種天花疫苗。同時間，較富裕的北美（一九五二年）、歐洲（一九五三年）也陸續根除天花。於是在一九五九年，世界衛生組織（World Health Organization，WHO）啟動了第一次的剿滅天花計畫。

可惜的是，在缺乏各國具體承諾之下，那次運動終究宣告失敗了；直至一九六六年，天花仍在南美、非洲和亞洲陸續爆發。一九六七年，人類再次啟動新計畫，由美蘇兩國捐贈超過一點五億劑的疫苗，並採取新的「分叉針頭接種法」，大幅簡化接種步驟，減量所需疫苗的體積。此外，疫區國也建立了病例監測系統。

這樣齊心一致的行動，使各大洲的天花逐漸消失。一九七一年，南美洲根除天花；一九七五年，亞洲的天花絕跡。而非洲圍剿天花的進度，來到了一九七七年的冬天。

一九七七年十月十二日，身為醫院廚師的阿里・馬奧・馬阿林（Ali Maow Maalin），陪著兩名天花患者前往治療。同年十月二十二日，馬阿林發燒；十月三十日，被診斷為天花（最終康復）；他被認證為全球自然感染天花的最後一例，也讓非洲於該年宣布根除天花。在嚴密調查後，人類正式在一九八〇年宣布天花已在全球絕跡。但不幸的是，馬阿林不是最後一位受苦於天花的病人。

一九七八年夏天，英國伯明翰大學正研究天花病毒。珍・帕克（Janet Parker）的辦公室，恰好在實驗室樓上。同年八月十一日，帕克微感不適，後續確診為天花，並於九月十一日離世。她是最後一名因天花而死的病例。

事後調查發現，病毒可能透過通風管道感染帕克。懼於天花的殺傷力，除美、俄以外，相關病毒樣本，全數於一九八四年銷毀。[2]如今，天花對於我們，僅剩下史料文字，以及因它而遺留的疫苗科學了。

早在一九五五年，台灣就根除島上的天花。因此，一九七九年後出生的台灣人都沒打過天花疫苗，體內也無天花抗體。但面對未來的未知病毒，我們無須過於憂慮；在科學日益興盛的二十一世紀，科學家已逐漸累積扎實的知識、多樣化的疫苗與藥物技術。

事實證明，經過 COVID-19 的洗禮、所有人的公衛知識都大幅地提升。大家只需謹記，無疫之時，支持基礎研究；疫情來襲之際，遵循科學建議。詹納醫師對抗天花所留下來的科學遺產，將保護我們度過未來每一次的疫情。

全文摘要

天花病原體是天花病毒（Variola virus），屬痘病毒科（Poxviridae）之正痘病毒屬（Orthopoxvirus）家族，它的親戚還有近期爆發的猴痘病毒（Monkeypox virus）等。天花曾和 COVID-19 一樣，屬全球等級的傳染病。絕跡之前，每年新增感染超過一千五百萬人，其中兩百萬人因它而死亡。人類如何攻克天花，是一段剪不斷，理還亂的故事。

參考資料

天花・疾病介紹，疾病管制署，二〇一八年十二月十二日，https://www.cdc.gov.tw/Category/Page/9R0up7FaJ7BXOgAqgwoYmg。

Signs and Symptoms of smallpox. US Centers for Disease Control and Prevention. 2016/06/07. https://www.cdc.gov/smallpox/symptoms/index.html

History of Smallpox. US Centers for Disease Control and Prevention. 2021/02/20. https://www.cdc.gov/smallpox/history/history.html

Saheli Sadanand (20202) Putting smallpox out to pasture. Nature. https://www.nature.com/articles/d42859-020-00007-6. https://www.nature.com/articles/d42859-020-00007-6

IuliiaGilchuk, PavloGilchuk. et. al. (2016) Cross-Neutralizing and Protective Human Antibody Specificities to Poxvirus Infections. Cell. https://doi.org/10.1016/j.cell.2016.09.049

Edward A. Belongia and Allison L. Naleway (2003) Smallpox Vaccine: The Good, the Bad, and the Ugly. Clinical Medicine & Research. DOI: 10.3121/cmr.1.2.87. https://www.ncbi.nlm.nih.gov/pmc/articles/PMC1069029/

注釋

1 天花、牛痘病毒等，都是正痘病毒屬家族。在免疫學裡，該家族有個少見的特性——這群病毒的表面蛋白質結構和形態相似、保守（很少突變）；換言之，若人體產生對抗某隻病毒表面抗原的抗體，該抗體也能辨認、結合其他同屬病毒，進而出現交叉保護力。換句話說，注射對抗天花病毒的疫苗，產生抗體後，也能對猴痘擁有抵抗力。

2 世界唯二的天花病毒，現冷凍在美、俄的實驗室。雖曾討論完全銷毀病毒，但目前尚未行動。

從遊戲《瘟疫公司》站在人類的對立面，思考傳染病的散播路徑！

雷雅淇

一句評論

造成傳染病的病原體好壞壞，但你有想過從病原體的角度出發，去看傳染病是怎麼影響全世界的嗎？

延伸閱讀

陳建仁、胡妙芬，《小大人的公衛素養課：流行病學 × 預防醫學　中研院院士陳建仁首本防疫圖文知識書》（台北：親子天下，二〇二一）

比爾·蓋茲（Bill Gates）著，鄭方逸、張靖之譯，《如何避免下一場大流行病：比爾·蓋茲解析疫後新未來，傳染病預防、強化公衛、科技創新的契機》（台北：天下文化，二〇二二）

寒波，〈人類與 COVID-19 互相適應，這是場長久的「無限之戰」〉，泛科學，二〇二一年九月二日，網址：https://pansci.asia/archives/329493。

你聽過一款叫做《瘟疫公司》（*Plague Inc.*）的遊戲嗎？包含COVID-19在內，每當現實世界有疫情爆發時，這款從二〇一二年五月就發布的遊戲，[1]就會再次登上排行榜、回到大眾的視野。這款遊戲讓我們換個視角，玩家不是拯救世界於水深火熱之中的英雄，而是要成為感染全世界的超級病原體！

就讓我們以此為出發，透過這款遊戲，來認識病原體的傳染途徑，看看到底可以怎樣成為一個稱霸世界的淘氣病原體呢？

關於你轉生成為病原體的這件事

在流行病學的研究裡，為了更了解傳染病，科學家們會問以下幾個問題：

- What：何種疾病流行？
- Who：哪些人是高危險族群？
- When：何時發病？
- Where：何處發病（全球性的或是地方性的）？

・Why：為何疾病會流行？
・How：如何預防疾病發生？

透過逐步揭露這些問題，我們會越來越知道疾病的樣貌，同時也學習到該如何防治。而在《瘟疫公司》這款遊戲中，部分要素也被融合在劇情的進程裡，只是玩家反過來站在「病原體」這一方而已。

首先，你是哪種病原體，以及你誕生的世界有沒有注重衛生，都與遊戲難度有關。不同的病原體會有不一樣的特性。例如：普通病毒容易突變且很難控制；相較於此，朊病毒（Prion，也稱普利昂蛋白，罕病「庫賈氏症」就是由異常普利昂蛋白所引起的）則是較為緩慢、隱藏在大腦中的病原體，這都會影響傳染速率的快慢。

其次，遊戲不同的難度背後，也有不一樣的開局環境設定，彷彿在告訴你該如何打造一個更不容易被病原體攻陷的美麗新世界：難度最高的設定為人人都洗手、醫生「從不下班（這是遊戲，請暫時忽略勞權問題）」、患者被嚴密隔離——超級困難的甚至還會產生遺傳改變，讓病毒的繁衍難以維持穩定等。

遊戲正式開局之後，會選擇從哪裡開始散播病原體，而這個「新手村」對病原體來說很重要。因為發病地區的溫度、溼度，以及與其他地區往來是否頻繁，都會影響到疾病的擴散率。疾病在嘗試散播自身的時候，還要一邊演化——透過傳播途徑、發病症狀和抗寒、抗藥性等特殊能力的「升級」，讓自己更適合被傳播。

同時，病毒也要注意「人類方」的行動，人類可不是躺在砧板上任你宰割的！當他們注意到病原體所引發的疾病時，也會起身開始研發解藥；而在這期間發生的新聞事件，更會左右病情擴散程度。

回頭想想經歷二〇一九新型冠狀病毒疫情的你，一定有所感受，人類會害怕的那些事件，當從病原體的角度來看，反而變成了狂歡派對：促成大量人群旅遊和聚集的盛會、各種假消息的擴散、政府的無能為力；而反過來，限制旅遊、關閉邊境，又或是船隻使用新消毒設備等，都會讓病原體心急吃不了熱豆腐，難以造成全球大流行。

遊戲期間，也會出現一些現實世界中曾發生過的傳染病作為對照，像是感冒、肺結核、愛滋病、黑死病等等，讓你知道現在自己的「歷史排名」到哪個階段。

總之，如果你傳播、致死的速度比解藥開發還快，且沒有不小心「太猛」在感染所有人之前就把人類宿主殺光的話，這個世界幾乎就是你的囊中物了。

與真實世界尋求交集，應該沒搞錯什麼吧？

二〇二〇年，因為二〇一九新型冠狀病毒疫情的蔓延，讓這款二〇一二年發表的遊戲重回熱門排行榜。這不是《瘟疫公司》第一次受現實世界疫情的影響，早在二〇一四年伊波拉病毒疫情爆發時，就發生過下載量大增的事件；同年十一月，Ndemic Creations曾以「這不是遊戲」為口號，號召玩家重視疫情，並進行募資以協助國際醫療組織——當時募得超過七萬六千美元的款項。

與現實世界發生交互作用的，另有二〇一九年初的一場連署。一個在「Change.org」上的請願，希望官方團隊開發與反疫苗相關的新場景到遊戲中。這是因為，《瘟疫公司》的劇情模式，一直以來都有些好玩的設定，例如充滿假消息或是不相信科學的世界等。

前述那個連署，一開始只是個發洩性的請願活動，連請願解釋都只有短短的一句「反疫苗者很蠢」；但這個請願仍獲得許多玩家的響應，讓《瘟疫公司》官方團隊出來說：如果請願超過一萬連署他們就增加新場景！最終，連署以兩萬四千多個支持者告終。創辦人詹姆斯・沃恩（James Vaughan）說「很高興看到這麼多人支持科學！」[2]

雖然《瘟疫公司》的許多設定都充滿了「科味」，不過遊戲製作者其實並沒有醫學背景。儘管遊戲就是遊戲，並不是流行病的「科學模型」，但沃恩曾說自己「試圖使其在科學上盡可能合理」。他不僅讀了很多的論文，讓遊戲模型更融合了生物學、經濟學等內容，也讓遊戲的核心設計奠基於「基本傳染數」的概念——這是評估傳染病控制成效的重要指標——這假設所有人都無免疫力的前提下，平均一名確診者從染疫到康復或死亡期間，能傳染給幾個人的數值。

二〇一三年，美國疾病管制與預防中心更邀請沃恩進行非公開的演講，暢聊這款遊戲以及遊戲中的傳染病。時任公共衛生防範和應對辦公室（OPHPR）副主任的阿里・可汗（Ali S. Khan）博士認為，《瘟疫公司》確實以非傳統的途徑提高公眾對流行病學、疾病傳播和流行病資訊的認識，利用遊戲創造了引人入勝的世界，使公眾得以參與嚴肅的公共衛生話題。

為美好的世界獻上祝福！

「請記住《瘟疫公司》是一個遊戲，而不是科學模型，當前的冠狀病毒爆發是一個非常現實的狀況，正影響著許多人。」二〇二〇年一月二十三日，Ndemic Creations 發出如上公告。在此之前，《瘟疫公司》的下載量除因疫情而暴增，同時也有新聞報導說遊戲做出了「神預言」——有個玩家竟然在二〇一五年，就做了個二〇二〇年會爆發新型冠狀病毒疫情的遊戲模組。[3]

雖然遊戲不只是遊戲，但終究遊戲也只是遊戲。現實世界中每一個確診、死亡數字，都是一個人、一個生命。成功滅絕地球上所有的生物，是《瘟疫公司》遊戲的勝利條件，但在現實世界，還是願病原體不會如此攻克世界，期盼持續為這美好的世界獻上祝福！

全文摘要

雖然遊戲不只是遊戲，但終究遊戲也只是遊戲。現實世界中每一個確診、死亡數字，都是一個人、一個生命。成功滅絕地球上所有的生物，是《瘟疫公司》遊戲的勝利條件，但在現實世界，還是願病原體不會如此攻克世界，期盼持續為這美好的世界獻上祝福！

參考資料

衛生福利部國民健康署，《「流行病學的人、時、地」 何謂流行病學》，二〇一五年一月二十日，https://www.youtube.com/watch?v=-PpOCXLrMBI。

virus game tops china's app chart. Abacus news. https://www.scmp.com/abacus/games/article/3047089/virus-simulation-game-tops-apples-app-store-china-wuhan-coronavirus

U-ACG，〈以毒攻毒：《瘟疫公司》募款對抗伊波拉〉，二〇一五年一月三十日，https://www.u-acg.com/archives/2155。

Petition to add anti-vaxxers as a buff in Plague Inc. . Change.org. https://www.change.crg/p/the-plague-inc-developers-petition-to-add-anti-vaxxers-as-a-buff-in-plague-inc

Gamereactor，〈反疫苗人士將被加到《瘟疫公司》當中〉，二〇一九年三月三日，https://www.gamereactor.cn/news/98533/%E5%8F%8D%E7%96%AB%E8%8B%97%E4%BA%BA%E5%A3%AB%E5%B0%87%E8%A2%AB%E5%8A%A0%E5%88%B0%E3%80%8A%E7%98%9F%E7%96%AB%E5%85%AC%E5%8F%B8%E3%80%8B%E7%95%B6%E4%B8%AD/。

Plague Inc. dev to add anti-vaxxers to the game after petition goes viral. Eurogamer. https://www.eurogamer.net/plague-inc-dev-to-add-anti-vaxxers-to-the-game-after-petition-goes-viral

知乎，〈一群熱愛科學的玩家「迫使」《瘟疫公司》添加了一個超級簡單模式〉，二〇一九年三月四日，https://zhuanlan.zhihu.com/p/58223175。

Public Health Matters Blog. https://blogs.cdc.gov/publichealthmatters/

'Plague Inc.' game creator to speak at the CDC about public health. The Verge. https://www.theverge.com/2013/3/9/4080666/plague-inc-game-developer-center-for-disease-control-talk

Plague Inc. creator invited to speak at CDC about spread of infectious disease. Polygon. https://www.polygon.com/2013/3/8/4080438/plague-inc-cdc-james-vaughn-spread-infectious-disease

STATEMENT ON THE CURRENT CORONAVIRUS OUTBREAK. Ndemic Creations. https://www.ndemiccreations.com/en/news/172-statement-on-the-current-coronavirus-outbreak

4gamers，〈《瘟疫公司：進化》Steam 工作坊「冠狀病毒」神預言，大批玩家朝聖〉，二〇二〇年一月二十二日，https://www.4gamers.com.tw/news/detail/41870/somehow-plague-inc-evolved-steam-workshop-mod-coronavirus-comes-truth。

ifanr，〈我用遊戲瞭解疾病的可怕，「惡意滿滿」的《瘟疫公司》背後是善意〉，二〇二〇年一月二十一日，https://www.ifanr.com/app/1303401。

注釋

1 《瘟疫公司》是詹姆斯・沃恩利用業餘時間開發的獨立遊戲，於二〇一二年五月發布，可在手機以及 PC 端遊玩。遊戲勝利的條件是，你必須成為感染全世界、消滅所有人類的終極瘟疫！研發期間，沃恩成立遊戲工作室 Ndemic Creations，並透過其他夥伴協力完成。

2 不過，早在這個事件之前，官方就有和其他組織合作有趣的劇情，例如和事實查核中心合作的「虛假消息」模式，或是和《決戰猩球》合作的猿猴病毒模式等。

3 類似事件還有，二〇〇五年在遊戲《魔獸世界》發生的墮落之血事件——當時因為遊戲的 bug，而讓應該只會在特定區域散播的「瘟疫」在全遊戲裡擴散開來。這個事件後續也引起了美國疾病管制與預防中心的關注，部分科學家也用其撰寫評論或是進行研究。

追追追，如何追溯病毒的起源與演化？

寒波

一句評論

了解現在的敵人，也有助於及早判斷未來潛在的威脅。

延伸閱讀

寒波，〈反正都是確診，為什麼還要定序病毒基因組？〉，泛科學，二〇二一年五月二十一日，https://pansci.asia/archives/322005。

寒波，〈長期感染新冠肺炎，一個人體內的病毒演化生死鬥〉，泛科學，二〇二一年四月二十二日，https://pansci.asia/archives/318081。

寒波，〈一場虎年的中亞瘟疫，預示隨後黑死病的開端？〉，泛科學，二〇二二年七月六日，https://pansci.asia/archives/350999。

一如所有生物的繁衍，病毒在一次又一次複製過程中，會發生突變；藉由比較病毒間的差異，能夠追溯其變化。就像警察追蹤犯罪集團，為了阻止病毒繼續帶走人類的健康與性命，科學家們想盡辦法抽絲剝繭。

釐清病毒起源好困難，以新冠肺炎為例

此一問題至關重要，卻沒有證據確鑿的答案。武漢無疑是首先大爆發的地點；但二〇一九年底那個時刻，病毒卻早已相當適應人類，那更早之前是什麼情況？許多科學家想像的劇本是：新冠病毒的祖先原本習慣以蝙蝠為宿主，突變後獲得感染人類的能力；過程中，可能存在未知的「中間宿主」。

另一派不少人支持的論點主張，新冠病毒的起源和實驗室有關——它可能是人為改造而成的生化武器，或是被採集回實驗室研究，後來意外流出。由於人畜共通的傳染病不少，依照常理想來，新冠病毒就是另一種從動物轉移到人類的傳染病；宣稱與實驗室有關的說法，也被許多學者大聲斥責，貶抑其為「陰謀論」。

無論如何，根據至今檯面上的證據，其實無法完全證實或反駁任何一項說法。討論科學最好

不要夾帶太多情緒。

為了找尋起源，持續地「採樣」與「遺傳定序」，是威力強大的武器。其間獲得的大量資訊，對學術和實用都很有意義；再經由人為實驗測試，有機會參透病毒的玄機。

但在缺乏關鍵樣本的前提下，病毒到底從何而起？依舊爭議不休。從「各地蝙蝠與穿山甲」採集到的冠狀病毒，遺傳上和新冠病毒都有一定差異。最接近的樣本位於雲南，約有九六%的相似度——四%之差看似很少，但是根據冠狀病毒一般累積改變的速度推算，兩者分家少說有二十年之久。

另一點奇妙的發現是，採集自穿山甲的冠狀病毒，儘管和新冠病毒整個基因組的差異約有十%，影響感染成功與否的關鍵序列卻更加相似。理論上，不同病毒間的遺傳重組，或是兩者祖先獨立發生過的趨同演化，都有可能造成此一現象。還有個問題是，病毒的演化速度未必長期一致，尤其是跨越物種時有機會經歷劇烈改變。

上述因素，都可能影響病毒之間的相似或分歧；對於根據遺傳差異作出的年代估計，最好還是謹慎看待。

如何調查新冠病毒的持續演化？

時刻追蹤病毒的演化，不但能及早發現更具威脅潛力的變異株，對於製造疫苗與治療也很有幫助。

病毒起源的真相雖仍隱於迷霧。好消息是，新冠病毒廣傳世界以後，隨著極為大量的病例出現，讓我們大致能抓到病毒持續的演化過程。複製遺傳物質都有出錯的機率，因此突變是常態，並不需要特別在意，除非某突變替病毒帶來明顯的優勢。

所謂優勢是指，面對人類反擊的壓力，有利生存的突變，讓病毒更容易脫穎而出。像是抑制宿主免疫系統的反抗、增進病毒的穩定性、加強病毒與宿主受器的親和力，以及改變立體結構，減少被抗體辨識的機率等。而觀察某處突變，是否在不同品系多次獨立誕生，也能懷疑此一突變對病毒有利。

而在新冠病毒獲得人傳人的能力以後，接下來第一個明顯有利的新突變，發生於棘蛋白（spike protein）的第614號氨基酸。

什麼是棘蛋白呢？它是遍布冠狀病毒表面的蛋白質。棘蛋白直接接觸宿主細胞的受器，決定病毒是否能入侵細胞，是感染一大關鍵。被感染者免疫系統產生的部分抗體，是以棘蛋白為辨識目標；大部分的疫苗，以及治療用的人造抗體，也都是針對病毒的棘蛋白去設計。

棘蛋白是以一個個氨基酸組成，其第614號氨基酸，由天門冬胺酸（aspartic acid，縮寫為D）突變為甘胺酸（glycine，縮寫為G），稱為「D614G」，令棘蛋白的結構更加穩定。此一突變誕生後，在總體病毒當中占的比例持續增加，隨後所有新冠病毒都在D614G的基礎上衍生而成，持續適應當時的環境。

科學家經由定序，能得知遺傳訊息，再搭配其他資訊，例如再傳染的機率、住院機率、死亡率等資料，就能判斷是否出現「值得重視」的新型病毒——這則稱為「高關注變異株」（Variant of Concern，簡稱VOC）。我們在新冠肺炎沸騰期間聽說的Alpha、Delta、Omicron等變異株，便各有特色。每一款變異株在初期，都在某些位置產生特定突變，之後也可能持續衍生出不同變化。像是二〇二二年席捲世界的Omicron變異株，旗下又包含BA.1、BA.2、BA.3、BA.4、BA.5眾多型號。

Alpha、Delta、Omicron等高關注變異株皆為獨立衍生，共通特色是，它們累積遺傳變異的速度比普通同類快。新冠病毒通常一個月平均新增二到三處改變；例如兩款病毒間差異若為二十五處，可以推論兩者分家約十個月。照理說「採樣」與「遺傳定序」都不間斷的前提下，應該能觀察到病毒的持續變化，可是高關注變異株們甫登場時，和遺傳上最相似的同類間都已存在不少差異，好像某個時刻先躲起來默默加速前進，又突然冒出來一般。

病毒躲起來默默加速的時光屋，到底在哪兒？

高關注變異株的起源，儘管缺乏鐵證，專家們依然提出幾種有所本的假說。不少人懷疑是免疫力低落的長期感染者。

大部分人得疫以後，幾週內便能將體內的病毒通通清除；可是某些免疫力不足的人一旦感染，難以憑藉自己的力量排除入侵者，病毒將持續感染同一個人幾個月，甚至超過一年。一位感染者體內的病毒數量非常非常多，彼此間有不少遺傳差異，但是轉換到下一位宿主的時候，遺傳變異僅有很小一部分可以轉移。相比於每隔幾天轉換一次宿主，如果能在同一位宿主體內長期發展，病毒的新突變更容易保留下來，等到終於再傳染給下一個人時，和當初感染時的病毒相比，可能已經累積許多變異。

倘若不知道此一過程，乍看就是新增許多突變的新款病毒突然冒出來。實際比較同一個人長期感染之下，在不同天數，採樣定序的病毒基因組，確實發現患者經過幾個月的感染後，病毒的棘蛋白累積十幾處變異，對前述論點算是有力的佐證。

另一個假說是：病毒脫離人類，轉移到某種動物一段時間，後來又回傳給人類。動物的細胞受器、免疫系統和人類不一樣，原本感染人類的病毒轉移到動物後，受到新的演化壓力，又可能累積新的變異。一段時間後如果又回傳人類，看起來就會是衍生出許多變異的嶄新型號。此一論點固然有人支持，不過缺乏狀況類似的實例。

從上述總總，我們可以了解探求病毒的起源與演化，有助於評估疾病的傳播過程和嚴重程度，並且能衡量防疫措施對流行病的應對成效。這也是為何新冠肺炎大流行期間，各國皆密切注意相關資訊，並且跨國交流情報。

全文摘要

持續採樣與遺傳定序，是追蹤病毒演化不可或缺的工具，獲得的資訊對學術和實用都很有意義。可以追蹤病毒在各地的傳播過程，尋找增強傳染力、對抗人類免疫力等新的適應，並且預先判斷潛在的威脅。

參考資料

Holmes, E. C. (2022). COVID-19—lessons for zoonotic disease. https://www.science.org/doi/10.1126/science.abn2222

Holmes, E. C., Goldstein, S. A., Rasmussen, A. L., Robertson, D. L., Crits-Christoph, A., Wertheim, J. O., ... & Rambaut, A. (2021). The origins of SARS-CoV-2: A critical review. Cell, 184(19), 4848-4856. https://www.cell.com/cell/fulltext/S0092-8674(21)00991-0

Martin, M. A., VanInsberghe, D., & Koelle, K. (2021). Insights from SARS-CoV-2 sequences. Science, 371(6528), 466-467. https://www.science.org/doi/10.1126/science.abf3995

Kupferschmidt, K. (2021). Evolving threat. https://www.science.org/content/article/new-sars-cov-2-variants-have-changed-pandemic-what-will-virus-do-next

Kupferschmidt, K. (2021). Where did 'weird'Omicron come from?. https://www.science.org/content/article/where-did-weird-omicron-come

Lythgoe, K. A., Hall, M., Ferretti, L., de Cesare, M., MacIntyre-Cockett, G., Trebes, A., ... & Golubchik, T. (2021). SARS-CoV-2 within-host diversity and transmission. Science, 372(6539), eabg0821. https://www.science.org/doi/10.1126/science.abg0821

Kemp, S. A., Collier, D. A., Datir, R. P., Ferreira, I. A., Gayed, S., Jahun, A., ... & Gupta, R. K. (2021). SARS-CoV-2 evolution during treatment of chronic infection. Nature, 592(7853), 277-282. https://www.nature.com/articles/s41586-021-03291-y

McCormick, K. D., Jacobs, J. L., & Mellors, J. W. (2021). The emerging plasticity of SARS-CoV-2. Science, 371(6536), 1306-1308. https://www.science.org/doi/10.1126/science.abg4493

寒波，〈解析棘蛋白結構——新冠病毒變異株如何增強傳染力，巧妙躲避免疫系統？〉，研之有物，https://research.sinica.edu.tw/spike-protein-structure-shang-te-danny-hsu/。

感染的人多了，就會自動有群體免疫？其實比你想的還複雜

寒波

一句評論

群體免疫的概念是，族群中有一定比例人口，對傳染病免疫，不會變成新的傳染源，使得疫情傳播在一段時間後無以為繼。

延伸閱讀

寒波，〈感染的人多了，自然就會有群體免疫嗎？〉，泛科學，二〇二〇年十一月二十四日，https://pansci.asia/archives/197866。

盲眼的尼安德塔石器匠，〈麻疹起源，2500 年前，由牛傳人？〉，二〇二〇年七月三十日，https://neanderthaldna.pixnet.net/blog/post/224858175。

盲眼的尼安德塔石器匠，〈消滅 80% 袋獾的傳染性癌症，已經自然趨緩？〉，二〇二二年九月十四日，https://neander-thaldna.pixnet.net/blog/post/225187681。

群體免疫是公共衛生、流行病學行之有年的概念；英國防疫領導人在 COVID-19 初期提到群體免疫，卻受到各界普遍批判。隨著疫情發展，有關群體免疫的爭議不斷，有人寄望為終結這場世紀瘟疫的解方，也有人抱持悲觀態度。究竟群體免疫是什麼，讓我們借用 COVID-19 疫情，探索此一概念有何意義。

什麼是群體免疫？又要怎麼達成呢？

群體免疫的概念是，族群中有一定比例人口，對傳染病免疫，不會變成新的傳染源；如此一來，即使出現新的感染者，也會由於人數太少而難以繼續傳播，使得感染人數越來越少，終至平息。不爭的事實是，SARS-CoV-2 冠狀病毒從二〇一九年底開始傳播近三年後，一直沒有達成群體免疫。

群體免疫的英文為 herd immunity，herd 原意為同一動物組成的獸群。一些學者認為此一用詞容易引人誤會，因為群體免疫之下，個人依然有感染的風險，其實不是真的讓每個人都「免疫」；只是族群中擁有免疫力的人很多，讓傳染病無法廣傳，傷害程度有限，或許稱為群體保護（herd protection）更貼切。

該怎麼判斷是否發生群體免疫呢？最簡單的指標是，假如某個傳染病如 COVID-19 鼎盛時傳播不休，顯然並未發生群體保護。

而公衛學家則以「基本傳染數」料敵機先。所謂傳染數也翻譯為再生數，意思是「一位感染者平均會傳染給幾個人」。在疫情一開始，所有人都沒有免疫力，也缺乏防疫措施之下的傳染狀況，定義作基本傳染數，英文為 basic reproduction number，簡稱 R0。

隨著疫情發展，人類行為改變、康復者獲得免疫力，加上疫苗等防疫手段，傳染狀況會持續變化，稱為有效傳染數，英文為 effective reproduction number，簡稱 Rt —— t 是時間（time）之意。

群體免疫的內涵，是仰賴族群內各人的免疫力，讓傳染病無以為繼；結合基本傳染數，根據過往經驗的歸納，可以用一條簡單的公式「1-1/R0」，評估族群中要有多少比例的人口具備免疫力，方能達到群體保護的門檻。

概念是基本傳染數越高，傳播能力越強，達到保護所需的門檻也越高。例如基本傳染數最高的麻疹為十二到十八，換算群體保護需求的比例為九二%到九四%；也就是一個人群中，必須有將近九五%的人對麻疹免疫，才能達到群體保護！至於天花的基本傳染數為六左右，門檻約八三%。而流感病毒通常介於二到三，門檻為五〇%到六七%。

防疫實務上，當然不是看數字這麼簡單。不能說總人口中有九七%對麻疹免疫，面對新出現的麻疹傳播就能佛系應對。即使超過群體免疫的門檻，傳染病依然有機會闖蕩一陣，造成不少傷害。有些實例就顯示，就算達到理論上的門檻，依然會爆發疫情。

疫苗是建立免疫力的主要方式，疫苗接種率一旦降低，也會給予傳染病來襲的機會。另一方面，即使尚未達到群體免疫的門檻，也能靠著人為強力介入，付出更高的代價而終止疾病傳播。

群體保護門檻多高，才能阻止傳染病呢？

以COVID-19為例，它的群體免疫門檻是多少呢？答案不容易釐清，更具體地講：真實答案應該不斷在變。一種傳染病的基本傳染數，可以根據疫情初期的資訊評估。依照二〇二〇年COVID-19的傳播狀況，各地多數估計在二到三左右，換算門檻是五〇％到六七％。

人群中六七％的人具有免疫力，看似並不難達成。如果依靠疫苗，不用太久便能突破六七％的門檻。即使沒有疫苗，考慮到大部分康復者也能獲得免疫力，一直有聲音主張：為了及早達成群體免疫，恢復正常生活，不應該太認真防疫，可以放任病毒流傳，只需要集中保護高風險群；隨著感染後恢復的人越來越多，長期下來社會整體的防疫效果反而更好。

可惜如今大家都知道，COVID-19這道數學題沒那麼簡單，姑且不論其殺傷力是否降低，至少在阻止傳播的群體免疫方面遙遙無期。困難出在哪裡？問題是多方面的，最根本的困難在於門檻不斷上升，隨著感染持續，傳染力更強的病毒屢屢脫穎而出。

像是二〇二〇年底開始大顯身手的 Alpha 變異株傳染力明顯提高一個檔次，幾個月之後興起的 Delta 變異株更上層樓，二〇二一年底 Omicron 變異株繼之而起，旗下衍生出的 BA.1、BA.2 等型號又持續進擊。

疫苗能否讓群體免疫達標？

科學家對 COVID-19 疫苗的研發速度，名列史上第一，效果最佳的幾款疫苗也算不錯，能夠大幅減輕重症的機率。然而現有最佳的疫苗，依然不足以強勢到在接種以後，能一〇〇%持續避免感染；不論是藉由感染、疫苗，或兩者一起獲得的免疫力都會持續衰退，又再度感染。

其實在疫情進行中，沒辦法直接計算每一款變異株之基本傳染數的改變，只能由當時的有效傳染數推敲。[1] 粗估群體保護需求的門檻，Delta 或許達到八八%；偏偏同一個時段的人群裡，能免於成為傳染源的比例，已經極難超過此一數值。[2]

繼之而起的 Omicron，本身傳染力至少不遜於 Delta；更麻煩的是，Omicron 和其餘同類相比，變化較大——之前得疫或打疫苗建立的免疫力，即使依然穩當，也可能由於病毒變異的關係，降低抗體抓住與中和病毒的能力，放病毒跑掉，產生免疫逃逸（immune escape）的窘境。

這樣的現象，將大幅增加重複感染的機率，且Omicron能夠免疫逃逸，等於是讓族群中有免疫力的人口比例直接降低。這個時候再計算群體免疫的門檻，已經失去意義。一個時段中就算同時讓九五%的人「免疫」，Omicron只要能突破僅僅一〇%的人，搭配它的傳染力，便能突破群體保護的極限。

或許有讀者好奇，Omicron的傳染力再強，應該也強不過麻疹，為什麼麻疹疫苗可以達成群體保護呢？這是因為麻疹疫苗效果非凡，接種兩劑後多數人能終身免疫，連感染都不會。

然而，一旦接種率下降，麻疹依然可能捲土重來，二〇一七年起的烏克蘭，便是血淚教訓。所幸絕大部分人接種過麻疹疫苗的人群，麻疹能夠傳染的機會很少，即使入侵也會在不久後終止傳播，這就是台灣的現狀。

話說回來，針對COVID-19研發的疫苗，效果確實沒有如同麻疹疫苗般出色，一下達不到群體免疫的期望。即便如此，疫苗對人類的幫助依然很大。

我們可以把疫情比喻為火勢，將人類視為燃料。病毒傳播一如火勢延燒，燒到周邊沒有燃料便會停止，這便是群體保護生效。然而從全世界看，SARS-CoV-2冠狀病毒的傳播規模一直不小，就像火勢持續不停，不知道何時才會燒盡。可是就算無法完全滅火，被輕微燒傷或是直接燒死，畢竟還是有差。難以將火勢一次撲滅，徹底逆轉局勢下，疫苗等手段不只是個人，也是維護他人健康的選擇。

全文摘要

可以把疫情比喻為火勢，人類視為燃料。病毒傳播一如火勢延燒，燒到周邊沒有燃料便會停止，這便是群體保護生效。然而從全世界看，SARS-CoV-2 冠狀病毒的傳播規模一直不小，就像火勢持續不停，不知道何時才會燒盡。

參考資料

Adam, D. (2020). A guide to R--the pandemic's misunderstood metric. Nature, 583(7816), 346-349. https://www.nature.com/articles/d41586-020-02009-w

Aschwanden, C. (2020). The false promise of herd immunity for COVID-19. Nature, 26-28. https://www.nature.com/articles/d41586-020-02948-4

Sridhar, D., & Gurdasani, D. (2021). Herd immunity by infection is not an option. Science, 371(6526), 230-231. https://www.science.org/doi/10.1126/science.abf7921

Dean, N. E., & Halloran, M. E. (2022). Protecting the herd with vaccination. Science, 375(6585), 1088-1089. https://www.science.org/doi/10.1126/science.abo2959

注釋

1 病毒之棘蛋白上的 D614G 突變，能提升傳染力，在疫情很早期便已出現；此時病毒的基本傳染數可能已經超過三。

2 和 D614G 變異株相比，假如 Alpha 的傳染力增加一點五倍，Delta 又比 Alpha 增加一點五倍，那麼換算得到的群體免疫門檻，將介於八三％到八八％左右（這還算是保守估計）。看似八八％依然有機會達標。而仔細一想就能得知，群體免疫在 Delta 廣傳後幾乎沒有希望。這是因為要在同一個時期中，讓整體人群中有八八％對 COVID-19 免疫極為困難。

第二部分 概說感染管制

二、科學防疫大作戰！

戴口罩就能防疫嗎？空氣傳染不容忽視！

寒波

一句評論

COVID-19 的實戰考驗告訴我們，幾項簡單的觀念，便能大幅降低感染的機率，最關鍵莫過於保持空氣流通。

延伸閱讀

寒波，〈防止空氣傳染要訣：避免群聚、室內通風、加上口罩輔助〉，泛科學，二〇二一年五月二十八日，https://pansci.asia/archives/322433。

活躍星系核，〈WHO 認氣膠傳播為新冠病毒主要感染途徑，中山大學氣膠中心：口罩密合度影響病毒阻絕效率〉，泛科學，二〇二一年五月十四日，https://pansci.asia/archives/321408。

李尚仁，〈圖解霍亂傳播：史諾的傳奇與真實事蹟〉，科技大觀園，二〇一七年六月七日，https://scitechvista.nat.gov.tw/Article/c000003/detail?ID=4ce3ce24-2a97-4b40-8ff7-1b0b03f630f8。

病原體的傳播方式有很多，直接接觸、飲水、食物、飛沫、空氣傳染，都有機會讓病原體入侵人體。在 COVID-19 這場瘟疫中，空氣傳染是病毒能在短時間大量傳播的關鍵之一；然而，人們光是得知這件事就花費不少功夫。所幸在疫情當中付出慘烈的代價後，也換來不少有用的知識。

什麼是空氣傳染？比飛沫傳染更難防守

什麼是空氣傳染（airborne transmission）？這要與飛沫傳染一起看。

人體排出體外的分子，可以區分為比較小的氣膠（aerosol，或翻譯為氣溶膠），以及比較大的飛沫（droplet）。飛沫分子的重量重，離開人體後不久便會掉落地面，移動距離也不遠；相對地，氣膠分子較輕，移動距離遠，停留在空中的時間也久，假如處於不通風的環境，又能維持更久。

由於新冠病毒能附著在氣膠顆粒上，並藉由空氣傳染，學者在疫情開始後對相關問題進行了許多研究，讓人們對這方面的認識大幅增加。過往通常認定氣膠分子小於 5μm，能飄移到一到兩公尺之外；新的研究則發現，尺寸為 100μm 的顆粒，也能在高度一點五公尺處維持超過五秒，飄移到一到兩公尺的距離。

上述觀察令一些學者主張，氣膠尺寸的定義可以延伸到 100μm，而越小的分子在空中可以移動越遠、維持越久。可想而知，如果能同時藉由飛沫、空氣傳染，與只能透過飛沫傳染的病原體相比要難防得多。

相較氣膠，飛沫離開人體後，飛行時間短，很快就落地失去傳染力，而且移動距離近，不會威脅更遠的人。

以上說明，就是宣導保持「社交距離」的原理——兩人之間室內保持一公尺，室外一點五公尺的距離，再搭配時常消毒、洗手清潔，便能大幅避免接觸飛沫。然而，病原體若還能藉由氣膠傳染，防疫就會更加麻煩——只要與感染者身處同一個空間，就有接觸病原體的機會。

但考量到距離傳染源較近、飄移距離短，病毒的濃度也比較大。因此人與人保持距離，對於防治空氣傳染仍有其意義。

怎麼知道病原體透過空氣傳染？

二〇一九年底，COVID-19 與人類初次見面便震撼世界；當時作為全新的傳染病，世人連它有哪些性質都不大清楚。其病原體被命名為 SARS-CoV-2，可見其遺傳上與 SARS 冠狀病毒的相似程度，而且不久便確認它的傳染能力明顯比 SARS 更強。

根據初步疫調透露的蛛絲馬跡，有些敏銳的專家已逐漸推理出：它能透過空氣傳染，並且強調口罩的重要性。遺憾的是事後回顧，此一正確觀點在當時受到廣泛反駁；不少專家根據過往的教育與經驗，大聲斥責新冠病毒會透過氣膠傳播的想法，而且這樣的反駁更受到ＷＨＯ等公衛組織的支持——這樣的歧見，可謂疫情初期越演越烈、不可收拾的一大因素。

然而疫情初期，就能支持新冠病毒經由空氣傳染的證據有哪些呢？從動物實驗可以觀察到，感染的倉鼠即使沒有直接接觸鄰近的倉鼠，也會將病毒傳染給同類。

對人類的疫調則發現，室內、室外的傳染狀況明顯有別；室內傳染成功的機率大得多。以前就知道「飛沫」離開人體後，不管在室內或室外，都會很快落地；不過室外空氣較為流通，會更快吹散「氣膠」分子，室內卻不會。由此可推知氣膠是傳染一大源頭。

回首疫情初期幾起超級散播事件，都發生在餐廳、演奏廳等環境，若是說那麼多感染者，都近距離接觸過極少數傳染源，實在不大可能；合理的解釋很明顯：新冠病毒能透過空氣傳播，並在室內空中維持一段時間，不知不覺入侵周圍的人體。[1]

但是必須注意，病毒的傳染途徑並不會只經由空氣。對新冠病毒來說，它也會透過接觸、飛沫傳播，所以提倡不要亂摸、注意清潔等基本要求仍有相當價值。

只是相比之下，透過氣膠顆粒的傳播更難察覺和預防，會令人在不知不覺中染疫。人平時不大會排出飛沫，激烈的呼吸如噴嚏、咳嗽才會產生飛沫，也容易引起旁人注意。然而人只要講話，甚至是正常的呼吸，都會源源不絕地排出氣膠分子，這使得沒有明顯症狀的感染者也能持續散播病原體，旁人卻難有警覺。因此，正確使用口罩能更加降低染疫的機率，可惜還是無法達到一百分。

戴口罩就萬事OK嗎？

先講結論：口罩是有效的防疫工具，但是保護效果有限，當空中的病原體含量累積超過一個程度，口罩便會失去阻擋的效果。因此維持空氣流通，避免帶有病原體的顆粒過度累積，才是穩當的策略。

過往的主流論點是「生病的人戴口罩，健康的人不戴口罩」。這是認為，得疫的人戴口罩能大幅降低傳染他人的機率；同時，就算讓健康的人戴醫療口罩，因為口罩的孔隙無法完全阻止病原體穿透，還有可能會造成虛假的安全感，反而更可能由於懈怠，更容易去接觸病原體。不過，此一觀點已根據新證據修正；研究指出，健康的人戴口罩，依然有一定程度的保護效果。

病毒體積渺小，但是無法直接飄浮空中，要附著在氣膠或飛沫分子上。氣膠顆粒的尺寸，穿透醫療口罩不成問題。這裡可以把氣膠跟香菸燃燒散發的顆粒作比較：兩者差不多大，因此如果能聞到菸味，便能接觸到氣膠分子；而口罩顯然無法完全阻擋菸味（以及多數氣味，不過可以稍微減輕）。

經過實驗測量得知：在一般狀態下，一個人三十分鐘會產生六百萬個氣膠分子，劇烈活動則會排放更多。醫療口罩能阻隔三〇%到七〇%的顆粒，所以粗略來說，口罩能擋下約一半的氣膠；而其中帶有病毒的顆粒，占整體的比例極低。

當空中的病毒數量有限時，即使有些病毒能順利藉由氣膠穿透口罩，也不容易達到成功感染的量，這就是口罩有助於防疫的原因。可是一旦空氣中的病毒數量超過一個程度，帶有病毒的顆粒大批穿透，口罩也將失去阻隔的意義。

此外，高溫、高溼度、紫外線等條件，也都能夠毀滅人體外的病毒。空氣流動能吹散氣膠顆粒，避免空中的病毒累積。因此健身房、冷凍庫、演奏廳等密閉空間，都是利於傳播的環境，防疫上需要特別注意定時消毒與通風。

杜絕空氣傳染，從生活小細節做起

透過百餘年來公衛和醫學的進步，人類大幅減低感染傳染病、寄生蟲的機率。檢測食物含菌量、消毒確保乾淨用水等手段，造就日常飲食、用水的安全。然而相比之下，人們較少關注空氣傳染這塊——除了過往不易釐清氣膠的角色外，一大原因也是人隨時都要呼吸，很難預防氣膠的入侵途徑。

的確，COVID-19的實戰考驗告訴我們，防治空氣傳染的難度很高，要時時刻刻做到一百分是強人所難。所幸只要時常遵循幾項簡單的觀念，便能大幅降低感染的機率，而最關鍵的莫過於保持空氣流通。

一如對於自來水標準、食品安全的追求，促進室內通風，維護空氣品質，不只能降低新冠病毒的傳染，也能打擊所有空氣傳播的病原體，並且讓人體減少接觸有害物質。未來設計或購買建物時，這是必須考量的一環。

全文摘要

百餘年來公衛和醫學的進步，大幅減低感染傳染病、寄生蟲的機率。檢測食物含菌量、消毒確保乾淨用水等手段，造就日常飲食、用水的安全。然而相比之下，人們對於空氣傳染這塊的重視較少；除了過往不容易釐清氣膠的角色外，一大原因也是人無時無刻都要呼吸，使得透過氣膠的入侵途徑很難預防。因此，最關鍵莫過於保持空氣流通。

參考資料

Leung, N. H., Chu, D. K., Shiu, E. Y., Chan, K. H., McDevitt, J. J., Hau, B. J., ... & Cowling, B. J. (2020). Respiratory virus shedding in exhaled breath and efficacy of face masks. Nature medicine, 26(5), 676-680. https://www.nature.com/articles/s41591-020-0843-2

Prather, K. A., Wang, C. C., & Schooley, R. T. (2020). Reducing transmission of SARS-CoV-2. Science, 368(6498), 1422-1424. https://www.science.org/doi/10.1126/science.abc6197

Peeples, L., & Digard, P. (2020). Face masks: what the data say. https://www.nature.com/articles/d41586-020-02801-8

Lewis, D. (2021). Why indoor spaces are still prime COVID hotspots. Nature, 592(7852), 22-25. https://www.nature.com/articles/d41586-021-00810-9

Cheng, Y., Ma, N., Witt, C., Rapp, S., Wild, P. S., Andreae, M. O., ... & Su, H. (2021). Face masks effectively limit the probability of SARS-CoV-2 transmission. Science, 372(6549), 1439-1443. https://www.science.org/doi/10.1126/science.abg6296

Morawska, L., Allen, J., Bahnfleth, W., Bluyssen, P. M., Boerstra, A., Buonanno, G., ... & Yao, M. (2021). A paradigm shift to combat indoor respiratory infection. Science, 372(6543), 689-691. https://www.science.org/doi/10.1126/science.abg2025

Wang, C. C., Prather, K. A., Sznitman, J., Jimenez, J. L., Lakdawala, S. S., Tufekci, Z., & Marr, L. C. (2021). Airborne transmission of respiratory viruses. Science, 373(6558), eabd9149. https://www.science.org/doi/10.1126/science.abd9149

Hidden harms of indoor air pollution—five steps to expose them. https://www.nature.com/articles/d41586-023-00287-8

注釋

1 飛沫傳染的效果容易觀察，早已為人熟知，但是空氣傳染比較陌生。隨著觀測科技進步，如今能夠更深入探索過往相對受到忽視的氣膠，並且尋找防治的方法。新冠病毒以外，可以肯定還有麻疹病毒、流感病毒、呼吸道融合病毒（respiratory syncytial virus）、鼻病毒（rhinovirus）等眾多病原體能透過空氣傳染。

酒精、漂白水殺菌、消毒原理是什麼？怎麼使用最有效？

楊朝傑

一句評論

日常生活中容易取得的酒精或漂白水等消毒劑，能夠降低細菌或病毒侵害自身健康的機會，只要我們懂得怎麼正確地運用，即可防患未然。

延伸閱讀

陳文盛，〈不勝酒力的病毒〉，《科學人雜誌》，二〇二一年四月號。

美的好朋友，〈漂白水及次氯酸鈉如何抗菌消毒？專家完整解析〉，二〇一九年四月二十四日，https://www.medpartner.club/bleach-disinfection-introduction/。

盧映慈，〈防疫生活對策／病毒可以在衣服上存活 24 小時！微生物學專家教衣物、毛巾消毒 4 步驟〉，Heho，二〇二二年一月二十五日，https://heho.com.tw/archives/75570。

自從 COVID-19 疫情爆發後，各種防疫小物已像是人們的護身符一般；除了口罩不離身，酒精或漂白水也是不時就得拿出來噴灑消毒，以防止各種病菌伺機侵害身體。

這些肉眼不可見、無所不在的微生物，卻有可能導致人們生病；為了能健康長久，懂得如何做好清潔及消毒，是後新冠疫情時代必備的生存之道。

尤須留意的是，冠狀病毒能在一般環境存活數小時甚至數日之久，千萬不可輕忽清潔與消毒居家環境的重要性，才能好好保護家中抵抗力較弱的幼童或年長者。

所以，讓本文帶你明瞭酒精及漂白水的消毒原理，以及什麼才是適當的濃度，和正確的準備步驟，還有消毒時該注意的事項！

不是越濃越好！酒精濃度七五％才能發揮最佳的消毒效果

一般俗稱的酒精，化學名稱為乙醇（ethanol/ethyl alcohol）。就拿日常炒菜的米酒來說，其乙醇濃度約為二〇％，而啤酒僅約五％；這樣濃度較低的酒精，還不足以殺滅細菌或病毒。

但這裡有個必須先釐清的觀念：酒精的消毒效果「並不是濃度越高越好」。

其實酒精濃度太高（如九五％）會導致反效果，讓消毒效果變差。原因是高濃度酒精擁有很強的脫水能力，會快速讓微生物最表層的蛋白質脫水而凝固，反而妨礙酒精繼續滲透到微生物的內層，使微生物的內部仍保有活性。

一般來說，能有效殺滅微生物的酒精濃度範圍是六〇%至八〇%，這樣才能改變微生物的蛋白質、溶解其上的脂質，並兼具穿透效果，進而達到徹底殺菌的功能。經驗上，「七五%」的消毒效果最好，也最常被應用在許多場合。

酒精對所有的細菌與病毒都有消毒效果嗎？

對於種類眾多的細菌與病毒，酒精並非是無敵之矛。因為有些細菌與病毒的結構，酒精無法攻破，而使消毒效果受限。

根據美國疾病管制與預防中心的資料，酒精對可產生內胞子（endospore）的細菌無效，像是芽孢桿菌屬（*Bacillus*）或芽孢梭菌屬（*Clostridium*）的細菌。

病毒方面，使用六〇%至八〇%的酒精就能有效殺滅所有親脂性病毒（例如：疱疹、牛痘和流感病毒）；而親脂性是指具有「外套膜」（envelope）結構的病毒。反之如果病毒「無」外套膜結構（例如：A型肝炎、小兒麻痺病毒）則效果有限。

幸虧，那些年困擾我們的冠狀病毒，屬於有外套膜的病毒，是酒精之矛可以攻破的。

現在市面上，已可輕易購得濃度達七五％的酒精。但假如手邊只有濃度九五％的藥用酒精時，可用蒸餾水或煮沸過的冷水，依所需的使用量稀釋即可。

配製方法很簡單，只要記得一句公式「四酒一水」：使用同一個杯子或容器，取四杯九五％酒精，加上一杯蒸餾水，等於七六％酒精。

家居用的漂白水，也是強而有力的消毒劑

漂白水獨特的刺鼻味道，我們可以常常在醫院或公廁裡聞到。大部分市售的漂白水內含約五％的次氯酸鈉（sodium hypochlorite），這是一種效力很強的氧化劑。

漂白水的消毒原理，是讓微生物的核酸及蛋白質產生氧化反應，使其失去活性，進而殺滅微生物。

次氯酸鈉的化學式為 $NaClO$，溶在水裡會分解成鈉離子（Na^+）與次氯酸根離子（ClO^-），當 ClO^- 與水反應後，會轉變為次氯酸（$HClO$），並使水溶液變成鹼性。漂白水能殺滅微生物的效果，主要就是來自於 $HClO$。

不過，漂白水的原液只含微量 HClO 分子，「加水稀釋」後會提高 HClO 的比例，此時才具有比較好的殺菌效果。

不同於酒精的效力有所限制，漂白水對所有的細菌、病毒都有很好的殺菌效果，當然也能夠殺滅冠狀病毒。所以，漂白水可稱得上是一種價格便宜、使用簡單的居家環境消毒劑。

漂白水如何稀釋，才有消毒殺菌效果呢？

根據衛生福利部的《感染照護實證指引》建議，是以一份漂白水加九十九份冷水稀釋（即一比一百稀釋），稀釋後約含〇．〇五%（500 ppm）的有效氯，一般在泡製後十至六十分鐘皆有作用。

不過，如果是要對付新冠病毒，依照疾管署建議：在一般環境（如家具、廚房）應使用一比一百的稀釋漂白水（500 ppm）；但如果是用在浴室或馬桶表面，則應使用一比十稀釋的漂白水（5000 ppm），並且必須使用當天泡製，消毒頻率為每天一次。

在前述《感染照護實證指引》中，還有建議使用漂白水的六步驟：「穿、稀、擦、停、沖、棄」：

1. **穿**：穿上圍裙、戴上口罩及手套，保護雙手。
2. **稀**：稀釋漂白水。
3. **擦**：以擦拭或浸泡方式消毒，不要用噴的，且要保持通風。
4. **停**：擦拭後，靜置五至十分鐘，等待漂白水確實發揮殺菌功效。浸泡消毒的接觸時間則建議超過三十分鐘。
5. **沖**：用清水沖洗或擦拭剛才清潔消毒的區域。
6. **棄**：未使用完的漂白水，應用大量的水稀釋一遍（不要少於一百倍），再倒入廚房污水道或戶外水溝。也可將漂白水密封起來，時間久了漂白水會自動氧化再倒掉。

消毒擦拭方式不對，小心徒勞無功

使用錯誤的打掃方式，反而會讓病菌擴散開來。例如抹布來回往返地擦拭，會將附著病菌的髒抹布，再次污染已被清潔消毒的部位。

因此，為了避免重複感染，我們必須記得消毒擦拭的重要關鍵就是，要「朝同一方向擦拭」，這樣才能避免消毒過的地方又被污染。

消毒環境，當然還有酒精及漂白水之外的替代方案，像是酒精可以使用七〇%的異丙醇（isopropyl alcohol, IPA）取代，或是市售的各種抗菌消毒劑（例如：來蘇液、沙威隆、滴露等）；使用前可直接參考該產品說明書，或參考勞動部職場預防SARS的消毒手冊來泡製。

不過，相較前面的物品，「酒精或漂白水」還是成本較便宜又容易取得的消毒劑，已經能達到很好的消毒效果，大家可以妥善利用，做個生活智慧王！

全文摘要

酒精或漂白水兩者都是價格便宜、使用簡單的居家環境消毒劑。酒精濃度七五%才能發揮最佳的消毒效果，然而酒精對於可產生「內胞子的細菌」及結構上「沒有外套膜的病毒」無效。漂白水是一種很強的氧化劑，可使微生物的核酸及蛋白質產生氧化反應，所以能有效殺滅所有細菌或病毒。漂白水的稀釋倍率，隨使用在一般環境或浴室馬桶會有所不同。最後謹記「朝同一方向擦拭」，不要讓消毒過的地方又被再次污染了。

參考資料

Centers for Disease Control and Prevention (CDC): Guideline for Disinfection and Sterilization in Healthcare Facilities.

USP 35: General Information/<1072>Disinfectants and Antiseptics 619.

ResearchGate: Why is 70% ethanol used for wiping microbiological working areas?

衛生福利部感染照護實證指引，二〇一九年七月修訂，https://dep.mohw.gov.tw/donahc/cp-4644-50597-104.html。

衛生福利部疾病管制署—本署 Q&A，「Q 22：二〇一九年新型冠狀病毒要怎麼消毒？」，https://www.cdc.gov.tw/Category/QAPage/B5ttQxRgFUZlRFPS1dRliw。

勞動部勞動及職業安全衛生研究所—職場預防 SARS 之消毒手冊，https://www.osha.gov.tw/48110/48461/48591/48601/。

當疫情來襲，真的有需要全民普篩嗎？

蔣維倫

一句評論

為什麼要對「疑似感染」者篩檢？其目的不外乎「盡早確診，給予特效藥」，但全民普篩可能會面臨到許多困難。

延伸閱讀

林澤民，〈普篩會出現偽陽性，那之前採檢的結果還能信嗎？由貝氏統計學做解釋〉，泛科學，二〇二〇年五月七日，https://pansci.asia/archives/185201。

蔣維倫，〈全民普篩、大規模廣篩行不行？看看英國怎麼做〉，泛科學，二〇二一年五月二十七日，https://pansci.asia/archives/322337。

蔣維倫，〈「快篩陰性」不代表沒感染！關於大規模篩檢，該注意哪些事項？〉，泛科學，二〇二一年五月十九日，https://pansci.asia/archives/321855。

COVID-19的本土流行，讓我們看到台灣政客的無限創意。二〇二一年五月，萬華爆發疫情，在野黨大呼「全民普篩」。隔了一年，二〇二二年四月，北部再次爆發疫情時，政府也推動了「類普篩」（又稱全民防疫愛心篩檢）。

暫時拋開政治算計，就讓我們用自然科學的角度思考，如果未來爆發COVID-23！那麼來場「全民大普篩、抓出所有黑數」，這樣不好嗎？

一個人篩，很簡單；千千萬萬人都篩，是有必要的嗎？

為什麼要對「疑似感染」者篩檢？其目的不外乎「盡早確診，給予特效藥」，如：C型肝炎、流感、肺結核等；或「盡早確診，阻斷傳染」如：愛滋病、COVID-19、登革熱等。從個人的角度來看，篩檢目的偏向「盡早確診，獲得治療」；對政府而言，篩檢希望「盡早尋出感染者，阻斷傳染」。

那既然篩檢好棒棒，那為啥不來個「全民普篩大禮包」，一次揪出所有COVID-19、C型肝炎、愛滋病……感染者呢？因為現實上，全民普篩會遭遇三大問題。

問題一：所費不貲

篩檢要花錢，而若全民篩檢，花費將非常驚人。以每支 COVID-19 快篩兩百元新臺幣、全台兩千三百萬人計算，單次的全民篩檢將花費四十六億新臺幣。倘若使用每次要價數千元的核酸檢驗（RT-PCR, Reverse Transcription-Polymerase Chain Reaction），那單次的全民普篩，就要燒掉一千億新臺幣。

更糟的是，花了錢還只有糟糕的效果。因為 COVID-19 有潛伏期，患者在剛感染、甚至已有初期症狀時，篩檢沒辦法揪出確診者；直到症狀加重、體內病毒量激增，篩檢才能顯示陽性。

換言之，若堅持以全民快篩揪出感染者，為避免「空窗期」誤判，則應強迫全民連續多日、不間斷地快篩，直到所有感染者都被找到為止，那整體花費將遠超過四十六億新臺幣。更糟的是，這還只能保證「近期安全感」，因為只要出現「疑似新的」社區/院內感染，就又得再新一輪、花費更多次的四十六億新臺幣，才能完成全民篩檢了。

而且，上述僅為試劑成本價，還未包含醫護人事、試劑運輸、生物危害廢棄物處理費等。單就成本而言，無規劃的全民快篩，不僅毫無意義，更是浪費眾人的金錢和時間。

問題二：執行困難

推動全民篩檢的關鍵是「全民願意」。依筆者經驗而言，用木棍戳鼻子後，眼淚、噴嚏、鼻水直流，相當不舒服。若強推全民篩檢，則得要求所有人都要自己戳鼻子，這其實並不容易。若忽視民眾的多元性，強推全民普篩，必然有人不配合政策（如：若被隔離將失去工作，故寧可逃避），或因為怕痛而錯誤操作。那麼，全民普篩就會變成全民隨性篩，完全無法評估效果。

再者，讓我們把問題稍稍放到未來。COVID-19 的篩檢法是捅鼻子，儘管不大舒服，但未達無法接受的程度；倘若未來出現 COVID-23 的篩檢法是捅肛門、抽血，那麼全民普篩的可接受性、成功性，恐怕會低到趨近於零。

問題三：沒有篩檢是完美的

沒有任何篩檢是一〇〇%完美的。[1]快篩也會發生「偽陰性」和「偽陽性」的錯誤，而這帶來了生活和防疫層面的問題。

首先，偽陽性會帶來「勞民傷財」。「偽陽性」指「健康人，篩檢卻顯示陽性」。這種誤判對人民將出現財務損失，如：因為 COVID-19 請了病假，而只能拿到半薪收入；倘若職業處在

《勞動基準法》保障的灰色地帶，如：外送員、個人教練等，甚至會造成收入清零的困境。

即使政府以金錢援助，但被誤判者仍可能被迫服用、注射實驗藥物，以及數日到數週不等的身心禁錮。這也會讓人民的身體、心靈造成無法彌補的副作用。

換言之，「偽陽性」將大幅地打亂受測者的生活。當篩檢人數較少時，此類「偽陽性」可用更準確的手段——如 RT-PCR 複測，有效壓低對人民的損害。但當規模放大到數千萬人的全民普篩時，其待複測的人數會上升到連 RT-PCR 都無法負荷，將對民眾造成極大的困擾。

其次，偽陰性則會產生「掉以輕心」。「偽陰性」指「感染者，篩檢卻顯示陰性」。這讓人有種「我今天很健康，所以可以……」的放鬆感，因此感染者將會如常地通勤上班、逛街購物、拜訪親友、探視長輩、親吻幼兒等。根據英國利物浦的調查顯示，在疫情期間的篩檢陰性、多數人不會改變自己的行為（六二％）；但也有約一成的受訪者會因為檢測陰性，更想拜訪親友（九％）、前往工作（七％）。

當篩檢人數較少，少量「因檢測陰性、增加接觸活動」而提高的傳染風險，可透過口罩、疫苗等公衛手段阻擋。當規模放大到數千萬人的全民普篩後，因「掉以輕心」而提高的傳染風險，就不是口罩、疫苗等方式能擋得住了。

「想要正常生活」的欲望是很強烈的，就算政府再強力地宣導，也無法控制每位民眾的心理。而「偽陰性」的存在，會讓全民普篩的策略是注定失敗的。

因為上述的困難，所以全世界幾乎所有國家，都不曾採取全國或全都市等級的全民普篩（中國的情況算是例外）。任何防疫政策都需要詳細考量、明確目的，倘若政客只是為了「想一個政敵辨不到的口號」而喊全民普篩，那真的是件全民悲傷的事了。

延伸知識：介紹那些常見的篩檢方式

一、RT-PCR

這招可以檢測特定病毒基因序列。優點是靈敏度、專一性極高，被視為「被其他檢驗法參考的最高標準」。缺點是靈敏度太高，即使是已無感染力的病毒碎片，也能檢出陽性。[2] 且需專門設備、場所、人員操作，成本高昂（單次數千元）。

二、抗原快篩

這招則是檢驗特定病毒「表面」蛋白質。若陽性，則視為「體內有病毒」。無須訓練即可使用，通常讓民眾自行操作，作為疫情生活的參考。優點是快速，十五分鐘內可見結果。成本較低（單次數百至千元），且無須專門設備、場所、人員。缺點是準確性較 RT-PCR 差。

RT-PCR 雖然極靈敏，但成本高昂、限特定儀器及場所操作的缺點，注定無法大量使用。當受測者達數萬人時，檢驗就得轉向快速、簡單且廉價的方式。

因為發病時，體液裡會出現大量的病毒。因此科學家將特殊抗體黏在試劑表面，當體液流過試劑時，病毒被抗體抓住，進而觸發後續步驟，最終呈現肉眼可見的顯色。

抗原快篩優勢是「無須儀器，也能操作」，所以靈敏度、特異性較 RT-PCR 弱。發病初期，可能因體液的病毒尚少，使顯色不明顯（出現 COVID-19 症狀之後，初始數日裡，仍可能快篩陰性）、容易誤判。且也因為著重於「未經訓練，也能操作」，所以檢驗可靠性，將受到操作者技術影響。若檢體採樣不足（如：棉棒插不夠深），或不依正確步驟使用，都可能提高偽陰、偽陽的誤判可能。

全文摘要

「想要正常生活」的欲望是很強烈的，就算政府再強力地宣導，也無法控制每位民眾的心理。而「偽陰性」的存在，會讓全民普篩的策略是注定失敗的。任何防疫政策都需要詳細考量、明確目的，倘若政客只是為了「想一個政敵辦不到的口號」而喊全民普篩，那真的是件全民悲傷的事了。

參考資料

Alex Crozier, Selina Rajan, Iain Buchan, Martin McKee (2021) Put to the test: use of rapid testing technologies for COVID-19. BMJ. DOI: https://doi.org/10.1136/bmj.n208

林良昇，〈傳崐萁出獄立院首秀談疫情：全民普篩、蓋方艙醫院〉，《自由時報》，二〇二一年五月八日，https://news.ltn.com.tw/news/politics/breakingnews/3536592。

郭世賢，〈類普篩要改名了！林右昌提「全民防疫愛心篩檢」理由曝光〉，ETtoday 新聞雲，二〇二二年四月三日，https://www.ettoday.net/news/20220403/2222135.htm。

注釋

1 以我國許可的亞培家用新冠病毒抗原檢測套組（防疫專案核准輸入第 1106019149 號）為例，其特異性（specificity）為九九・八％，靈敏度（sensitivity）為九八・一％，https://www.fda.gov.tw/TC/siteList.aspx?sid=11810。

2 「體內病毒正在複製」不等於「此人具備傳播力」。感染力仍須直接檢測患者能噴出多少帶活性的病毒而定。

如何檢測病毒？

不可不知的PCR還有CT值！

寒波

一句評論

檢測病毒乍看 PCR 結果不是陽性，就是陰性，但是應用上沒有這麼單純。

延伸閱讀

張瑞棋，〈靈光一閃 PCR ｜科學史上的今天：4/8〉，泛科學，二〇一五年四月八日，https://pansci.asia/archives/138478。

駱宛琳，〈【關於 COVID-19 的這大半年】檢驗上的兩三事〉，CASE 報科學，二〇二〇年八月十七日，https://case.ntu.edu.tw/blog/?p=35557。

盲眼的尼安德塔石器匠，〈武漢肺炎多人一測，集體檢驗提升效率〉，二〇二〇年八月十六日，https://neanderthaldna.pixnet.net/blog/post/224906471。

檢測是抗疫的一大要務，常見的檢驗方式PCR，還有衍生而出的「CT值」，在COVID-19廣泛流行後，成為大眾朗朗上口的日常用語。這些數值到底有什麼意涵，為什麼對抗疫來說那麼重要？又有哪些應用？

簡單的答案是：在COVID-19的情境下，CT值反映患者體內病毒的量；超過一個程度，患者有機會再傳染給別人。

作為檢驗方法，PCR如何發揮作用？

PCR是偵測去氧核糖核酸（deoxyribonucleic acid, DNA）的方法，其全名為polymerase chain reaction，中文翻譯作「聚合酶連鎖反應」。生物以DNA承載遺傳訊息，但是樣本中的DNA往往數量有限，不利偵測。美國科學家穆利斯（Kary Mullis）在一九八〇年代想到，可以在生物體外使用聚合酶，人為讓DNA複製合成，就能量產並放大想要分析的DNA片段，方便偵測。

DNA以雙股存在，升溫時雙股會彼此分離，降溫後又重新連結。可以利用此一性質，把目標DNA片段與複製材料擺在一起，讓合成開始進行；接著先升高溫度，令雙股分離後，再降低溫度，進行另一次的合成。連鎖反應周而復始，目標DNA的總量便能迅速以「二的次方」指數成長。

此法便宜、容易操作，在生物實驗室廣為流行；穆利斯也因此獲得一九九三年的諾貝爾化學獎。

作為判斷感染的方法，PCR能敏銳地捕捉目標存在，即使是病毒死掉後分解的碎片，也能被PCR偵測到。然而，PCR也有侷限。採檢得知的是取樣部位的病毒含量，某些患者也許口、鼻所屬的上呼吸道已經沒有多少病毒，但是下呼吸道的肺部裡頭，病毒依然猖獗，如此一來，光是由口、鼻採樣的PCR便無法掌握感染的全貌。

此外，PCR只能合成DNA，有些病毒如冠狀病毒是以核糖核酸（ribonucleic acid, RNA）為遺傳物質，而非DNA。所幸，只要先經過反轉錄酵素（reverse transcriptase）的處理，就能把RNA轉變為DNA，後續的合成放大步驟沒有兩樣。

除了RNA病毒外，基因表現轉錄出的mRNA產物，也能經由前述方法處理而分析。而先經過反轉錄（reverse transcription）處理的PCR，就稱為RT-PCR（RT是反轉錄的縮寫）。

普通PCR儘管操作簡便，卻只能分辨樣本中的目標是否存在；為了更精準檢測病毒含量，人們又開發RT-qPCR，中文翻譯為「即時定量聚合酶連鎖反應」。其RT，可以解釋為即時（real time），q則是定量（quantitative）的縮寫。RT-qPCR靠著螢光等標記手法，相比傳統方法，能夠進一步精準定量，得知樣本中的基因表現多寡，或是患者檢體的病毒含量。

導致 COVID-19 的病原體——SARS-CoV-2 冠狀病毒，即以 RNA 承載遺傳訊息，想要偵測它的存在，要先經過反轉錄，把病毒的 RNA 轉換為 DNA，再以螢光標記進行 PCR 定量分析。這樣的手法，或可完整稱之為「RT-RT-qPCR」；不過，平日代稱通常不需這麼拗口，直接稱為 RT-PCR 或 qPCR，甚至最簡單的 PCR 即可（本文之後的 PCR 都指稱檢測病毒含量的 RT-qPCR）。

結果不是陽性就是陰性？事情沒有這麼單純

在病毒檢測中，乍看 PCR 最終的結果不是陽性，就是陰性，但是狀況不見得這麼單純。如前所述，PCR 的原理是持續複製放大目標序列，直到能判讀訊號。

CT 值也常被寫為 Ct 值，其全名為 cycle threshold value，意思是「經過幾次升溫、降溫、合成的循環（cycle）後，累積的 DNA 量超過能被偵測的閾值（threshold）」。例如 PCR 循環三十五次以後能識別目標，CT 值即為三十五。

正常操作下，檢測樣本中病毒原本的含量越高，經過越少次複製便足以判斷陽性。舉例來說，原始病毒量較高，經過十五次複製就知道是陽性；如果原始量較低，循環三十五次才能放大到有存在感。

這就如同想像自己存款，經過幾次翻倍才會超過一億元。存款越少的人，需要複製越多次才能超過一億。

客觀上CT值多少是一回事，但是「複製幾次之後才偵測到訊號，這樣算不算是陽性」的詮釋，則是交由人為主觀決定。例如把CT值設定為三十五，若是循環到第三十二次便偵測到訊號，就會視之為陽性；相對來說，若等到第三十七次才有訊號，就會算作為陰性。

檢體內究竟有沒有病毒，真相只有一個。PCR是相當準確的病毒測量方法，可只要是測量，都有出錯的機會——許多人誤以為PCR萬無一失，絕對不會出錯，誤會大了。即使取樣過程完美無誤，檢驗方法也有極限。真陽性卻誤判是陰性，稱為「偽陽性」；真陰性被誤判是陽性，叫作「偽陽性」。

可想而知，CT值的設定會影響偽陰性、偽陽性。如果CT值設定較高，從寬認定會增加偽陽性的機率，卻能避免漏網之魚；反之，降低CT值可以減少偽陽性，但是從嚴認定也會讓偽陰性變多。

CT值的標準怎麼訂，是門學問

以COVID-19為例，在二〇二〇年初即迅速廣傳各地，當時算是全新的傳染病，防疫、檢測、治療的方式都需要從頭摸索。

PCR檢測方面，美國、日本等國家一開始將CT值設定為四十，也就是循環放大四十次之後，即使檢體內的病毒量極低也能偵測到，優點是只要判斷是陽性，幾乎不會漏掉確診者。但這樣放寬也有缺點，倘若循環過程中混入雜訊，經過多次放大，便有機會誤以為抓到目標，導致偽陽性的認定。台灣則長期將CT值設在三十五，因此檢驗循環次數如果介於第三十六到四十次之間，當時在台灣會被視為陰性。設定CT值的高低，並無一定的優劣，還要搭配當時的疫情狀況、配套措施考量。

檢體內的病毒量越高，通常CT值會越低，因此也可以用CT值評估感染者體內的病毒多寡。同一位患者，如果間隔幾天後CT值升高，例如從二十增加為三十，表示體內的病毒正在減少，通常是好消息。另外也要注意，CT值高低和症狀輕重未必有關，不少CT值不高的感染者，沒有明顯的症狀。

病毒多寡會影響傳染機率，CT值超過一個程度後，也許依然符合認定的確診標準，可是已經不再存在活病毒。要活跳跳的病毒才能感染，死掉的病毒不具傳染力，就算結果為「陽性」也沒有傳染能力，因此，一派專家主張不再需要隔離。[1]

這樣來看台灣對於 COVID-19 的防疫政策，曾經多次根據對 CT 值的認知與當下背景，改變解除隔離的條件，可謂順勢而為。從慘烈教訓中我們能學到，對於 COVID-19 這類殺傷力有限，卻傳染力強大，一時難以根除的傳染病，防疫過程中更講究平衡——過嚴反而會干擾社會運作，弊大於利。謹慎使用科學技術輔佐政治判斷，實為必要的組合。

全文摘要

對於 COVID-19 這類殺傷力有限，卻傳染力強大，難以根除的傳染病，防疫過程講究平衡，過嚴反而弊大於利。為了實施管制，即開發 PCR 的技術來檢測；而檢測病毒量的 CT 值牽涉到確診與隔離。用 PCR 測量 CT 值超過一個程度後，雖然可能依舊符合認定的確診標準，但或許已不再存在活病毒，即使「陽性」也沒有傳染能力。

參考資料

Mina, M. J., & Andersen, K. G. (2021). COVID-19 testing: One size does not fit all. Science, 371(6525), 126-127. https://www.science.org/doi/10.1126/science.abe9187

注釋

1 體外培養實驗指出，ＣＴ值超過三十的檢體，能養出病毒的機率明顯降低。ＣＴ值三十五的狀況下，不是說完全不可能傳染，但是依然存在活病毒的機率很低，絕大部分時候應該已經失去傳染力。

認識防疫醫師

他們有哪些工作？和其他醫師有什麼不同？

黃馨弘

一句評論

防疫醫師多半是由感染、家醫、內科背景的主治醫師轉任，在受過流行病學和疫情調查的專業訓練後，在第一線參與調查疫情工作。

延伸閱讀

張耕維，《我國新冠病毒防疫政策之研究》（新北：商鼎，二〇二一）。

吳明賢、臺大醫院公共事務室、鄭碧君，《那些病毒教我們的事：臺大醫院 COVID-19 防疫全紀錄》（台北：原水，二〇二二）。

謝安民，《防疫的科學　科學的防疫》（台北：漢珍數位，二〇二二）。

大規模疫情期間，如何讓民眾了解疫情變化，並讓疫情指揮中心決定是否調度醫療資源、設立篩檢站、安排醫療團隊進駐或是進行清消作業，都需要許多第一線的情報。而這些情報，多半都是由「防疫醫師」團隊，一步步利用問卷，從染疫者的接觸史中抽絲剝繭得來。

因此，防疫醫師是最初接觸感染者的醫療人員。不但需要扮演偵探的角色，深入調查各種疫情發展的可能性，還要和時間賽跑，提前布局，才能防止疫情進一步擴散。

這樣看來，防疫醫師似乎是辦理公共衛生的狠角色，但他們平常的工作是什麼呢？

防疫醫師？這是哪一科的醫師啊？

多數的醫學生在畢業後，會選擇進入到臨床領域，成為各專科的主治醫師（例如外科、內科、婦產科或小兒科等領域），在醫院照護住院病人，或是在診所或醫院看門診。

防疫醫師則是各國公衛體系中，配置在公共衛生單位下，專門負責調查疫情發展的醫療人員。他們多半由感染、家醫、內科背景的主治醫師轉任，在受過流行病學和疫情調查的專業訓練後，在第一線參與調查疫情工作。

以美國疾病管制中心為例，該單位配置約有七百位醫師，占整個中心總人數的十分之一。部分防疫醫師甚至需要隨時待命，當國內外出現疫情訊號的時候，立刻飛往現場進行田野調查，評估疫病的實際規模和擴散可能，為疫情提前作好準備。

根據前疾管局局長蘇益仁的回憶，台灣在二〇〇三年爆發SARS疫情之前，疾管局八百四十九位員工只有七位工作人員具有醫師或牙醫師資格。在SARS疫情發生之後，台灣正式建立防疫醫師制度，配置了三十名防疫醫師；更在疾管局升格為疾管署之後，增加到三十五名防疫醫師的名額，目前實際上則有二十四位防疫醫師在線上工作。

防疫醫師主要的工作是什麼？

防疫醫師最重要的工作，就是用各種方式評估疫情的擴散規模，並蒐集相關情報、匯報決策單位，作為訂定防疫策略使用。

為了了解疫情，防疫醫師需要實地採訪感染者，或是研究感染者的生活軌跡，追蹤TOCC就是防疫醫師最主要的日常工作。

所謂的TOCC：T指的是旅遊史（Travel history），也就是十四天內在國內外旅遊的情形，包括是否曾在那些疫情高風險的國家中轉機，搭過哪些交通工具等；O指的是職業史

（Occupation），此部分需要了解感染者從事的職業，是否屬於長期待在密閉空間或與大量人群接觸的工作；C指的是接觸史（Contact history），亦即感染者近期接觸及出入的場所、參加集會活動的狀況；另外一個C指的是群聚史（Cluster），這會需要了解感染者近一個月內密切接觸的家人及朋友，是否有高度感染風險。

除了調查疫情，透過媒體向民眾傳達防疫知識的教育工作，也是防疫醫師的職責之一。例如在電視廣告上，指導民眾正確洗手方式；或是在大眾媒體上接受訪問或撰寫文章，宣傳最新的邊境管制規定，讓民眾能夠一同配合防疫工作等內容。

防疫醫師要接受哪些訓練？具備哪些能力？

一九八二年，台灣發生小兒麻痺大流行之後，台灣仿效美國疾病管制中心的EIS訓練（Epidemic Intelligence Services），建立應用流行病學專業人才訓練及養成計畫，成立了衛生調查訓練班（FETP），所有的防疫醫師都需接受這項訓練，培訓內容包含流行病學、生物統計、突發疫情的現場調查、疫情防治與評估疫情監測系統等。

期間最重要的，就是要到現場調查突發疫情，經兩年完整的訓練才能結訓。截至二〇二一年底，已辦理三十六期學員的訓練，招收學員共計二百五十三人，結訓學員一百三十一人。二十多年來，參與的訓練醫師共完成超過四百件的疫情調查。

由於疫調過程中，常常會遇到部分感染者不願意曝光個人資訊，隱瞞或變造現實的情況，因此洞察人性、具備高度靈活的溝通技巧，懂得婉轉取得接觸資訊，也是身為防疫醫師相當重要的能力。

另外，現代防疫醫師除了要掌握流行病學，並擁有對感染病症的基礎知識外，學會運用現代化科技工具了解疫情的擴散能力，也越來越受到重視。

例如來自加拿大的新創公司 Bluedot 就在 WHO 公布新冠肺炎的疫情之前，利用自然語言處理技術與機器學習的方法，藉由分析全世界約六十種語言的新聞、動植物疾病資訊、官方公告，甚至是部落格的文章等，提前預測到新冠疫情爆發的可能。未來防疫醫師和公衛體系，可能也需要將人工智慧導入疫情監控系統，好提前嗅到疫情爆發的訊號。

全文摘要

在大規模疫情期間，防疫醫師往往是最初接觸感染者的醫療人員，不但需要扮演偵探的角色，深入地去調查各種導致疫情擴散的可能性，還要和時間賽跑，提前布局，才能防止疫情進一步擴散。現代防疫醫師除了要掌握流行病學與對感染病症的基礎知識外，學會運用現代化科技工具了解疫情擴散的能力，也越來越受到重視。

參考資料

衛生福利部疾病管制署，〈衛生署國內即時疫調大追擊，SARS 後首批防疫醫師成軍！〉，https://www.cdc.gov.tw/Category/ListContent/KplNRx9vk1IAg9meu6zYFA?uaid=fT00CTL9PJKfhMEHj99Ylg。

信傳媒，〈一手建「防疫醫師」制卻爆離職潮？蘇益仁：2困境和「這件事」必定扭曲防疫體系〉，https://www.cmmedia.com.tw/home/articles/23349。

AI法律評論網，〈人工智慧可以協助我們預測武漢肺炎的爆發〉，https://www.aili.com.tw/message2_detail/58.htm。

衛生福利部疾病管制署，〈「衛生調查訓練班」訓練概況〉，https://www.cdc.gov.tw/Category/MPage/Lu0Twixm_EqKi05gDGCcRA。

BMJ Opinion，What we can learn from Taiwan’s response to the COVID-19 epidemic, https://blogs.bmj.com/bmj/2020/07/21/what-we-can-learn-from-taiwans-response-to-the-COVID-19-epidemic/

防疫需要新科技！

守護公益的背後，好像犧牲了什麼？

陳亭瑋

一句評論

人類動用科技技術進行防疫，無可避免需要像病毒適應環境變化，時刻調整應變細節與法治規範，如何應用科技，有效防疫、又不致妨礙人權，將持續考驗著所有人現在與未來的智慧。

延伸閱讀

林雨佑，〈真的假的？電子圍籬防疫監控，不只 COVID-19 適用？〉，報導者，二〇二一年一月十八日，https://www.twreporter.org/a/mini-reporter-covid-19-electronic-fence。

Wang, C. J., Ng, C. Y., & Brook, R. H. (2020). Response to COVID-19 in Taiwan: big data analytics, new technology, and proactive testing. Jama, 323(14), 1341-1342.

Wymant, C., Ferretti, L., Tsallis, D., Charalambides, M., Abeler-Dörner, L., Bonsall, D., ... & Fraser, C. (2021). The epidemiological impact of the NHS COVID-19 app. Nature, 594(7863), 408-412.

二〇二〇年十二月三十一日晚間九點三十分，桃園跨年演唱會現場，舞台燈光炫目。剛剛開唱沒有多久，警方現身找到數名尚處於「自主健康管理」期間，違規出現的歌迷。數日後，桃園市衛生局依《傳染病防治法》開出罰鍰。這些歌迷只聽了不到半小時的演唱會，就要付出數萬元的代價。

而能夠在數萬人集會的現場，發現極少數違法者，這要拜俗稱「天網」的「電子圍籬 2.0」之賜。動用「天網」的消息一出，慶幸「天網恢恢、疏而不漏」者有之，擔憂天網全民監控侵犯隱私的聲音也不斷。

一改政府單位「科技應變」緩慢的刻板印象，在 COVID-19 全球大流行之下，許多國家開始學會採用各式不同的科技手法防疫。

台灣從疫情的一開始，就規劃邊境管制與社區管理的措施，包括從入境就開始彙集資料的「入境檢疫系統」；入境後供第一線警方、衛政等防疫人員追蹤使用的「防疫追蹤系統」；以及為防搶購壟斷而推出實名制口罩、快篩系統等。

除了這些以整合資訊為主的資訊系統，頗受矚目的應用還有透過電信定位落實居家隔離／檢疫措施的「電子圍籬系統」；僅用於疫調追蹤的「實聯制」與「台灣社交距離 APP」等。以下將以新冠肺炎當中，較具有爭議、與疫調追蹤有關的應用為例，說明防疫與科技的牽連，還有背後的隱憂。

掌握隔離者不出格，以手機基地台追蹤的「電子圍籬」

防範COVID-19，台灣施行的首要步驟是進行「邊境管制」，透過隔離檢疫遏止病毒由國門進到社區；其次則為「疫調追蹤」，找出可能的密切接觸者以進行隔離。種種做法，進行匡列採檢以確保疫情不致擴散，成為控制疫情的重要方法之一。

落實居家隔離／檢疫措施，除了傳統事後利用法規懲處的做法，在台灣還使用了「電子地圖與細胞簡訊」或「電子圍籬系統」，事前掌握密切接觸者或居家檢疫者的行蹤。

要追蹤行跡，不見得只能透過GPS系統，電子地圖或電子圍籬系統是利用手機開機後，訊號皆會連接到基地台的特性，透過連線的基地台進行追蹤。基地台連線可定位手機的大致位置（約有數十公尺的誤差），而如果手機離開指定範圍與其他基地台連線，就會自動觸發警報。

二〇二〇年一月三十一日，鑽石公主號靠岸基隆港，於數日後才證實傳出船上有COVID-19確診者。為事後追蹤三千多位遊客在台灣遊覽的行跡，就利用了手機基地台的資訊完成電子地圖，並且以「細胞簡訊」提醒曾有足跡重疊的民眾（超過六十萬名）進行自主健康管理。而在二〇二一年跨年，「電子圍籬2.0」啟動，同樣利用基地台訊號，列管者的手機若是出現在限制範圍，如演唱會或大型集會場所，就會引發警報，藉此防範列管者違規行事。

試圖兼顧個資與疫調追蹤，「實聯制」與「社交距離APP」

除了限制檢疫者的活動範圍，防止疫情擴散的另一個重點，則在於追蹤聯絡那些有潛在傳染風險的接觸者。但追蹤的過程中，難免涉及大眾的個人隱私；要如何在兼顧個人隱私的情況下，快速蒐集各場所、活動集會進出者的資料，以供有疫調需求時使用，也讓有關單位傷透腦筋。

二〇二〇年五月二十八日，台灣疫情指揮中心公布「實聯制措施指引」，但實際上各單位做法不一。爾後二〇二一年五月，行政院開放「簡訊實聯制」上路，所有記錄的資料都要傳送到電信業者，但僅有疫調單位可以調用，且相關資訊僅包括手機號碼、店家、時間等資訊。

使用「簡訊實聯制」商家／場地端僅需申請QR Code張貼，而民眾端只需掃碼、傳送簡訊就可以完成進出的紀錄，不需要另行整理資料；由於做法相對便利，也讓「簡訊實聯制」（與台北市推行的「台北通實聯制」）成為後續施行實聯制的主力。

相較頗富爭議的電子圍籬，在「實聯制」退場之後，為了讓大眾清楚知道自己是否有接觸風險，有關單位開始推行「台灣社交距離APP」，強調此一措施能追蹤「近距離接觸」卻擁有「去識別化」的特性，是防疫一大利器。

具體來說，「台灣社交距離ＡＰＰ」每十五分鐘會產生一個隨機ＩＤ，如果有其他手機在兩公尺的接觸範圍內也開啟此app，兩者會透過「藍牙」交換彼此的隨機ＩＤ。

而確診者會獲得衛生單位提供的驗證碼，可以將自己的隨機ＩＤ上傳。app每天會比對確診者上傳的隨機ＩＤ，通知程式使用者近期是否有與確診者近距離接觸，藉此注意自己的身體狀況，還可以提醒自己避免搭乘大眾運輸工具或前往公眾場所。

使用此app既可獲得近距離接觸的警示，原則又不會暴露確診者個資。唯一的缺陷是，此app的安裝率難以爬升；在不夠普及的情況下，最終的警示效益不高。

人權該怎麼保護？各國科技防疫無法擺脫的難題

台灣於防疫、疫調使用的科技技術，主要以輔助檢疫隔離、疫調追蹤為主。許多國家為了更有效率地完成同樣目標，也採用前述類似做法防止疫情擴散，因應疫情嚴重程度與民情而各有巧妙。

舉例來說，英國的「NHS COVID-19 app」作為主要的防疫措施，如同「台灣社交距離ＡＰＰ」也是利用藍牙訊號追蹤確診者接觸資訊，但前後的串聯「一條龍」設置完善許多。

「NHS COVID-19 app」通知用戶與確診者有接觸史後，會引導使用者到附近的篩檢站位置以進行快篩或核酸檢測，並且在同一個 app 中回傳通知檢驗結果，協助使用者快速掌握自身健康狀況，也斷絕潛在的隱形傳播鏈。「NHS COVID-19 app」的推行成效驚人，除了獲得英格蘭與威爾斯地區超過五成的民眾下載，統計也顯示只要某地區的下載人數超過該地區人口的一〇%，病毒的傳播速度便開始趨緩，且平均來說用戶每增加一%，確診數量就會下降〇・八%。

而與台灣相同，藉以落實隔離、掌控行蹤的科技應用，往往也很難擺脫侵犯隱私權的爭議。國外最極端的案例如二〇二〇年俄羅斯政府宣稱，為了避免隔離者違法外出，大規模動用自動臉部辨識系統，在莫斯科的十七萬部監視器，嚴格執行防疫控管，但相關系統無法擺脫政府監看異議人士的「老大哥」之譏。

以色列安全局則透過手機及信用卡位置來追蹤隔離者；南韓也同樣利用信用卡交易、手機定位、監視器來追蹤感染者，並且提供地圖讓大眾了解感染者行蹤。這些措施同樣也受到人權團體的質疑，認為其中有未經同意、過度侵犯隱私的嚴重疑慮。

過去數年間，COVID-19 大幅改變了人類社會的各種層面，各國政府也在這種浪潮之下，竭力開展各種因應危機的策略。在緊急情境下，多國都展現出了科技防疫的各種能力，但於此前所未有的情境中，如何運用相關技術達到目的，卻又不致違法侵害人權，則是乏人關注之問題所在。

如台灣的電子圍籬，就被監察委員指出在程序、行政透明、個資保護及法制面向上有不足之處。人類動用科技技術進行防疫，無可避免需要像病毒適應環境變化，時刻調整應變細節與對應法規。如何應用科技，有效防疫、又不致妨礙人權，未來將持續考驗著所有人的智慧。（至於前述管制措施，是否真的違法？請參考後面文章〈生活誠可貴，隱私價更高，若為健康故，兩者皆可拋？〉）。

全文摘要

除了限制檢疫者的活動範圍，防止疫情擴散的另一個重點，則在於追蹤聯絡到有潛在傳染風險的接觸者。而如何在兼顧個人隱私的情況下蒐集各場所、活動集會進出者的資料，以供有疫調需求時使用，為相關措施的重點。

參考資料

Wang, C. J., Ng, C. Y., & Brook, R. H. (2020). Response to COVID-19 in Taiwan: big data analytics, new technology, and proactive testing. Jama, 323(14), 1341-1342.

Wymant, C., Ferretti, L., Tsallis, D., Charalambides, M., Abeler-Dörner, L., Bonsall, D., ... & Fraser, C. (2021). The epidemiological impact of the NHS COVID-19 app. Nature, 594(7863), 408-412.

Chen, C. M., Jyan, H. W., Chien, S. C., Jen, H. H., Hsu, C. Y., Lee, P. C., ... & Chan, C. C. (2020). Containing COVID-19 among 627,386 persons in contact with the Diamond Princess cruise ship passengers who disembarked in Taiwan: big data analytics. Journal of medical Internet research, 22(5), e19540.

盧逸峰，〈防疫「天網」跨年成功「抓人」卻爆侵犯隱私　陳時中回應了〉，風傳媒，https://www.storm.mg/article/3363799。

林雨佑，〈真的假的？電子圍籬防疫監控，不只 COVID-19 適用？〉，報導者，https://www.twreporter.org/a/mini-reporter-COVID-19-electronic-fence。

蔡慧貞，〈【內幕】手機基地台「神還原」移動地圖　鑽石公主號旅客足跡全都露〉，上報，https://www.upmedia.mg/news_info.php?Type=1&SerialNo=80876。

Zero 圈圈，〈電子圍籬 2.0 是什麼？台灣防疫電子圍籬系統、天網運作原理介紹〉，COOL3C，https://www.cool3c.com/article/158993。

中央研究院法律學研究所資訊法中心，簡訊實聯制，https://infolaw.iias.sinica.edu.tw/?tag=%e7%b0%a1%e8%a8%8a%e5%af%a6%e8%81%af%e5%88%b6。

監察委員新聞稿，〈防疫兼顧人權　監察院促請指揮中心正視電子圍籬隱私權及法制疑慮〉，監察院，https://www.cy.gov.tw/News_Content.aspx?n=125&s=22310。

無限之戰

人類真的有辦法完全擺脫病毒嗎？

寒波

一句評論

降低感染人數，不但能減少受害者人數，還對病毒的天擇不利，對全人類應該是最有利的結果。

延伸閱讀

寒波，〈人類與 COVID-19 互相適應，這是場長久的「無限之戰」〉，泛科學，二〇二一年九月二日，https://pansci.asia/archives/329493。

寒波，〈集權而非威權的「辛辛納圖斯式」台灣防疫〉，泛科學，二〇二一年一月二十日，https://pansci.asia/archives/204982。

寒波，〈黑死病、西班牙流感到 COVID-19，瘟疫如何重塑社會貧富？〉，泛科學，二〇二〇年六月二十五日，https://pansci.asia/archives/187285。

在人類漫長的演化史上，傳染病是形塑人類的一大力量。就像新冠病毒，在二〇一九年底進入人類世界；假如沒有意外，會持續與全人類共同生活很長的時光，影響我們的生活（但從病原體的角度來看，它們其實也深受人類影響）。

以下我們就以這場瘟疫為例，談談蔓延數年以來，病毒產生了哪些變化？不過，許多人更關心的問題恐怕是：人類將受到病毒什麼影響？有辦法完全擺脫病毒嗎？

病毒轉換宿主並不容易，廣泛擴散只是少數案例

新冠病毒在武漢大爆發以前的來歷，迄今依然不明。不論它從何而來，由遺傳的相似程度推敲，它的祖先無疑是某種冠狀病毒——本來可能習慣感染蝙蝠等動物，後來變得能輕易感染人類，而且還獲得「人傳人」的能力。

會跨物種感染的病原體非常多，但是不論一種或是多種宿主，每一病原體都有自己習慣的感染對象，再跳到新的宿主要看機運。

大部分時候，會比較像誤入叢林的小白兔，少數幸運兒能成功拓展領域，卻通常有其限度。例如以駱駝為天然宿主的MERS冠狀病毒，儘管能入侵人體，感染能力卻不是太好，而且感染

者也不大容易再傳染給下一個人；這導致 MERS 的死亡率雖高，防疫上卻不是太難圍堵。

相比之下，新冠病毒雖然和 MERS 同屬冠狀病毒，對人類的適應卻表現得更好。它在武漢首度現蹤時，不但已經能輕易入侵人體，還具備優秀的人傳人能力，每一位感染者都可以成為新的疫情發起點。病情方面，大部分感染者不會有嚴重的症狀，使得帶有病毒的人們能正常移動，持續散播病毒。另一優勢在於，新冠病毒除了藉由咳嗽、打噴嚏造成的飛沫傳染，也能透過普通呼吸產生的氣膠分子達成空氣傳染，令人防不勝防。

總結一下，其性質不外乎：傳播力強、重症率和死亡率低。三年演化下來，新冠病毒殺傷力的改變不大好估量，倒是可以確定傳播能力明顯提升。

病毒突變的影響，有利或是有害？

在有些人的想像中，演化就是不斷地「進化」，病毒持續不斷冒出新的突變，和玩遊戲升級一樣變得更強；這卻與實際狀況相去甚遠。

病毒繁衍時不斷產生突變，而突變導致的影響有三個可能：有利、有害、無關利害。相比於讓「有利變異」脫穎而出，天擇更常把「有害變異」淘汰。有個觀念很重要：天擇並不總是導致現狀改變；當生物適應良好，改變反而不利時，天擇更傾向淘汰新的突變。

生物的遺傳訊息合稱「基因組」，同一物種的不同個體之間，基因組大同小異；基因組上一處位置發生突變後，便多出一處有別於同類的變異。突變本身不見得是利或害，要看當下的狀況決定。

換言之，同一個突變可能本來有害，在「當下的狀況」改變後變得有利，或是無關利害。而「當下的狀況」除了身處環境，也包括該基因組其餘的遺傳變異——有時候，突變的優勢，要同時搭配其他幾處變異才能彰顯。

例如有些優勢作用於其他突變，彌補了有害變異的劣勢，故對生物有利；可是如果一開始就不存在該有害變異，則其他突變也就無從彌補，就只會是一個普通變異。比方說，A 變異使得結構脆弱，讓病毒更快分解，B 突變卻能增進穩固，延長病毒的壽命，故而整體有益；倘若 A 變異不存在，B 突變便無關緊要。

在天擇作用下，有利突變，有望令病毒數量持續增加，有害突變則會持續減少。但是某個新突變即使相當有利，假如運氣很差，也可能慘遭淘汰；或是其實沒有優點的突變，由於運氣很好也有機會廣為流傳。光憑有限的資訊，不容易判斷某個突變的命運，究竟是被天擇決定，或是受到運氣擺布。

理論上，天擇力量取決於參與競爭的同類數目，病毒感染的規模越大，競爭更激烈，讓有利突變脫穎而出的機率也會提高。由此可以推論，感染人數持續居高不下的環境，有利於病毒的天擇，相對便是對人類更加不利。

例如新冠病毒幾個影響最大的高關注變異株（Variant of Concern，簡稱 VOC）：Alpha、Beta、Gamma、Delta、Omicron，分別先在疫情嚴重的英國、南非、巴西、印度、南非首先脫穎而出，後續再傳播到其他地區，就是前述演化理論的實際演示。

人類和病毒的糾纏不清，能分出勝負嗎？

天擇與遺傳的關係是動態的，會隨著外界環境，以及生物的遺傳組合不斷改變。有些誕生初始時沒有優勢的新突變，只是個普通的遺傳變異，演化時可謂隨波逐流，後來卻隨著內、外部背景的改變而變得有利，存在感才逐漸增加。

以新冠病毒為例，不少人認為它會往傳染力增強、殺傷力減弱的方向演化，並且將一些已經發生改變的結果作為證據：像是 Omicron 的傳染力更勝 Delta，死亡率更低。長期下此一大方向也許無誤，但是細節有待商榷。

換句話說，我們不能單純以為，新冠病毒一定會往「增加傳染力、降低死亡率」的趨勢演進，尤其是樂觀期待殺傷力必定減輕。當病毒長期廣傳，意味著病毒在傳播上沒什麼問題；此一背景下，如果病毒的新突變又提升殺傷力，而且一開始對病毒的傳染沒什麼劣勢，就可能不會被天擇淘汰。

不論如何，降低感染人數，不但能減少受害者人數，還對病毒的天擇產生不利影響，對全人類應該是最有利的結果。

樂觀來想，若再出現新的大規模疫情，對全人類整體的負面影響，似乎會隨著時間越來越低。再以新冠病毒為例，其特徵為：不同年齡的人感染後差異很大，年紀越大的人，重症、死亡的機率越高，使得高年齡層死傷更慘重。

不過隨著時光流逝，當現在的年輕人變老，他們年輕時由於疫苗或是得疫而建立的免疫力，仍有希望維持足夠的保護效果。同時新一輪年輕人，也會重複前輩建立免疫力的過程。若真的如此發展，未來新冠疫情即使再起，對人類的影響，也不會像前幾年首度爆發時那麼嚴重。[1]

可以預期，當人類宿主這邊，廣泛使用疫苗、抗病毒藥物，不斷累積康復者，並建設更完善的公衛措施等因素，都將持續改變現狀，也給予病毒新的演化壓力；所以病毒的傳染力、殺傷力也會進入動態變化。

長期下來，人類與各式傳染病之間，大概都會趨近比較平和的狀態，但是彼此互相適應的過程中，人類這邊想必會付出不少犧牲的代價。

全文摘要

病毒感染人類。人類宿主這邊，疫苗、藥物、康復者不斷累積，以及公衛措施等因素，都將持續改變現狀，也給予病毒新的演化壓力；病毒的傳染力、殺傷力也會是動態變化。長期下來，雙方大概會達到比較平和的狀態，但是互相適應的過程中，人類會付出不少代價。

參考資料

Shaman, J., & Galanti, M. (2020). Will SARS-CoV-2 become endemic?. Science, 370(6516), 527-529. https://www.science.org/doi/10.1126/science.abe5960

Kupferschmidt, K. (2021). Evolving threat. https://www.science.org/content/article/new-sars-cov-2-variants-have-changed-pandemic-what-will-virus-do-next

Bernhauerová, V. (2022). Adapting to vaccination. Nature Ecology & Evolution, 6(6), 673-674. https://www.nature.com/articles/s41559-022-01748-5

Koelle, K., Martin, M. A., Antia, R., Lopman, B., & Dean, N. E. (2022). The changing epidemiology of SARS-CoV-2. Science, 375(6585), 1116-1121. https://www.science.org/doi/10.1126/science.abm4915

注釋

1 新冠病毒未來的負面影響，可以用流感病毒為模板粗略評估。考量傳染力與殺傷力，假如新冠病毒的傳染力為流感病毒的 X 倍，殺傷力為 Y 倍，那麼平均每一年新冠病毒的影響，粗估是流感病毒的 X 乘以 Y 倍。比方說傳染力為兩倍、殺傷力一點五倍，負面影響便為三倍。

不過以上只是非常粗糙的想像，事實上，流感病毒的影響每一年都不一樣，各種呼吸道傳染病之間也會競爭。例如在新冠病毒大流行的地區，流感等呼吸道病毒在前兩年都明顯受到排擠。可以推測各種病原體之間，與人類的互動不會有固定模式，實際狀況將如何演變，仍有賴持續監控。

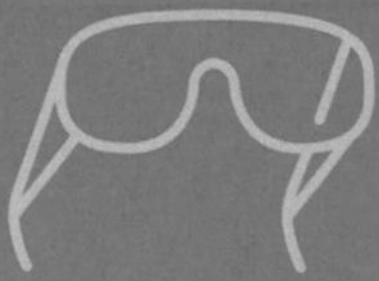

三、法律措施連發，人權停看聽

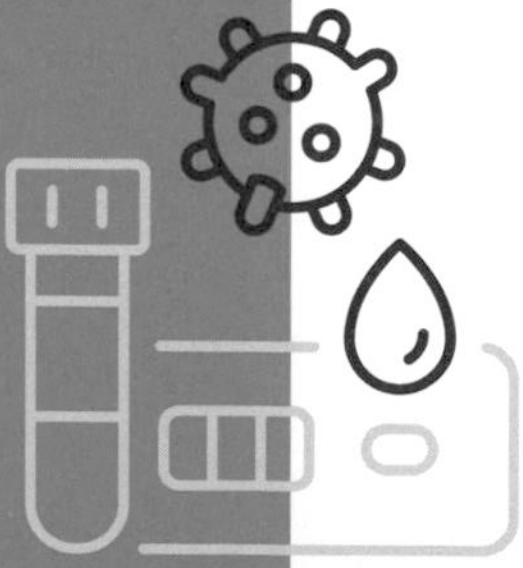

全球危機誰說了算？說了又怎樣？

──從國際法認識WHO

李柏翰

一句評論

從歷來「國際關注公共衛生緊急事件」，我們逐漸領悟，戰勝疫情的關鍵，是良好的法律框架，與各國遵守法規的堅定意志。

延伸閱讀

IPPPR (2021). COVID-19: Make it the Last Pandemic. Geneva: WHO Independent Panel for Pandemic Preparedness and Response.

McInnes, Colin, Kelley Lee, and Jeremy Youde (eds., 2018). The Oxford Handbook of Global Health Politics. Oxford: Oxford University Press.

Sirleaf, H.E. Ellen Johnson, and Rt Hon. Helen Clark (2021). Losing time: End this pandemic and secure the future–Progress six months after the IPPPR report. Geneva: WHO Independent Panel for Pandemic Preparedness and Response.

猶記得二〇二〇年一月二十三日，WHO決定暫時不針對二〇一九新冠狀病毒COVID-19宣告「國際關注公共衛生緊急事件」（public health emergency of international concern，簡稱PHEIC）引發各國熱議。隔了一週，同年一月三十日，WHO再度召開緊急事件委員會（Emergency Committee）進行評估，最後才宣布COVID-19疫情構成所謂的PHEIC。

而疫情的威脅，不只新冠肺炎一樁，二〇一四年迄今的野生脊髓灰質炎病毒（俗稱小兒麻痺症）、二〇二二年猴痘再來襲，還有反覆發生的伊波拉病毒，WHO及《國際衛生條例》（International Health Regulations，簡稱IHR）的領導備受矚目，各國莫不對WHO建立的全球防疫體制既期待又怕受傷害。那我們該怎麼看待國際組織的運作與安排呢？

「國際關注公衛緊急事件」是什麼呢？

這邊要先知道WHO的國際地位。它是聯合國家族中，職司人類健康與公共衛生事務的專門機構，其設計與職權是基於一九四六年通過的《世界衛生組織憲章》，會員國們授權WHO，可以為了全球防疫，對各會員國課予有拘束力的法律義務。關於防疫這件事，最重要的法律文件是一九六九年世界衛生大會通過、二〇〇五年因炭疽熱恐攻事件和SARS而改版的IHR。[1]

在ＩＨＲ框架下，國家對 PHEIC 具有「立即回應」的法律義務。那麼，一場疫病怎樣才算 PHEIC？列不列為 PHEIC 又有什麼差別？

所謂 PHEIC，是指對人類健康威脅「異常重大」的公共衛生事件，將因跨國傳染而對其他國家構成公共衛生風險，而有潛在需要整合的國際應對措施。

國家若認為其境內將會爆發 PHEIC，應透過國家ＩＨＲ聯絡窗口，於二十四小時內通報ＷＨＯ所有關於疾病的已知資訊。這部分，ＩＨＲ要求政府能保持暢通、即時的資訊更新，像是：病例定義及判斷方式、實驗室檢驗結果、傳染風險與途徑之評估、病例數與相關死亡人數、可能的介入措施、防疫工作的困難、評估後國家所需之協助。

值得注意的是，這項通報義務是不管疾病起源的（也包括境內生化武器之使用）。此規定用意是：先不追究或譴責疾病爆發的緣由，在事情變得一發不可收拾之前，各國趕快把山芋丟出來，大家一起燙。這也彰顯ＩＨＲ的目標是「共同面對並解決問題」，而非究責，這也一直是ＷＨＯ看待傳染病防治的態度。

那麼誰能決定 PHEIC 真的存在呢？ＷＨＯ總幹事（Director-General）具有最終決定及宣布的權力。當然這個決定不能憑空而來，需要考量緊急事件委員會的建議、國家所提供的資訊、ＩＨＲ附件二協助評估的決定工具（見下段）、科學界現有的研究、國際傳染之風險，以及可能對經濟所造成的影響。

怎樣才算有「國際關注」之緊急事件？

IHR附件二所提供的決定工具（decision instrument），列出了四個主要考慮因素，藉此協助判斷某一公共衛生事件是否屬於「國際緊急事件」。其中，至少要能明顯指出兩個要素存在，才可能把該次疫情認定為國際社會中的「緊急」事件；若當事國覺得自己判斷不了，也可以尋求WHO的意見，進行磋商。這四個主要考慮因素包括：

- 該事件對公共健康影響的嚴重性？
- 該事件是否不尋常或屬意料之外？
- 該事件是否具跨國傳染的高風險？
- 該事件是否危險到應該限制旅遊或貿易？

若真判斷為PHEIC，WHO可以做什麼事？IHR就跟所有國際法律文件一樣，採取「國家中心」模式，希望各國在防疫工作上自願合作。傳染病爆發時，由國家負擔主要的防治責任。

由於IHR缺乏執行機制，也無法懲罰違規的政府，WHO也只能仰賴同儕壓力與資訊共享來推展國際合作。但在有關國家不願合作的情況下，IHR 還是賦予了 WHO 三大權限：

- 在欠缺國家同意的情況下，從非政府管道取得資訊。
- 在欠缺國家同意的情況下，與其他人分享疫情資訊。
- 在當事國不願或無力合作的情況下，片面宣布 PHEIC。

公開宣告 PHEIC，足以令其他國家著手進行防疫準備，也能對不合作國家施以政治壓力。需注意的是，WHO 的 PHEIC 宣告並不能授權國際社會針對當事國進行強制性的干預措施。事實上，針對不願或無力應付嚴重傳染病爆發的國家，國際社會尚未有任何強制干預的國際實踐，遑論相關法律基礎。

但像是針對 COVID-19，WHO 在建議任何防疫措施前，通常還是會考量該措施對當事國及全球經濟可能造成的影響，如要求政府在入境處增加大規模檢疫措施或其他貿易及旅遊限制，必須用科學根據證明必要性。WHO 也會特別考慮防疫措施是否會對中低收入國家造成不成比例的負擔或衝擊，並鼓勵國際社會發動合理的補償。

若為防疫，某國透過國內法規，片面提高增加貿易或旅遊限制，IHR 也沒有說不行，但必須有實證支持且符合比例原則，而各國亦須考慮其他國際法義務，如各種貿易承諾、國際投資法和國際人權法等，ＩＨＲ就特別強調強制性的防疫措施必須符合人權標準。

承襲新冠肺炎的教訓，謹慎宣告猴痘疫情為 PHEIC

二〇二二年年中，猴痘迅速在世界範圍內傳播，具有人畜共患特質（從動物傳播給人類的病毒），症狀與過去在天花患者身上觀察到的症狀類似，通過皮膚傷口、黏膜或呼吸道分泌物等密切接觸，在人與人之間傳播。[2]

「猴痘」這個詞源於一九五八年，丹麥實驗室在猴子身上最初發現的病毒——雖然該病毒跟猴子本身沒有關係；一九七〇年，在剛果民主共和國的一名兒童身上，發現了首起人類病例。

猴痘對大多數人而言，症狀通常輕微，二至四週就會痊癒。二〇二二年六月二十三日，我國疾管署將其列為第二類法定傳染病，以強化疾病監測及防治。隔天（六月二十四日）疾管署公布首例境外（德國）移入猴痘確診個案，七月十二日再宣布第二例境外（美國）移入確定病例，是亞洲第三個出現猴痘確診案例的國家（另外兩個亞洲國家為韓國和新加坡）。

經 COVID-19 一役，社會大眾與各界專家比過去更了解 PHEIC 的問題，世界衛生大會也無時不在思考ＩＨＲ的制度改革，包括如何改善防疫效率、增進資訊透明度、加強國際合作等。

但在相關改革出爐之前，二〇二二年七月二十三日，WHO總幹事譚德塞就依IHR賦予他的權限，在記者會上正式宣布猴痘疫情為PHEIC！

WHO總幹事逕行認定緊急事件的理由為何？

事實上，至二〇二二年八月時，所有地區的猴痘疫情都尚屬中等風險，但歐洲與北美地區風險較高。雖然猴痘疫情未對國際交通產生重大干擾，但仍有國際傳播的風險。猴痘並不像COVID-19是新興傳染疾病，人類歷史上也不乏猴痘案例，為何此次疫情令全世界特別緊張，甚至使時任WHO總幹事的譚德塞獨排眾議宣布為PHEIC呢？

其實對於猴痘的公衛影響，緊急事件委員會當時並無共識（九人反對、六人贊成），且大部分委員認為不宜躁進，疫情發展仍有待觀察。惟會議中，支持宣布猴痘為PHEIC的委員認為，病毒在脆弱易感的人口中傳播速度快（如男性的性少數群體），預計將會再出現新一波病例，有關單位極可能低估爆發規模。

由於該次疫情透過新的傳播方式迅速蔓延世界各地，臨床與流行病學的證據仍少。本次來自非流行國家的病例與過去西非疫情報告相比，臨床特徵也有所不同，如嗜睡、發燒與前驅症狀較不常見，且本次患者皮膚病變主要見於生殖器或肛周區域：而猴痘主要透過皮膚接觸發生，卻在若干患者的精液中，發現了猴痘的ＤＮＡ。

又因為本次猴痘爆發，大多傳播於非流行國且具有明確人傳人的傳播鏈（過去多由動物傳人），譚德塞基於「不尋常」及「跨國傳染」兩大要素，根據ＩＨＲ賦予ＷＨＯ總幹事的最終決定權，史上首次在緊急事件委員會大多數成員反對下宣布PHEIC，也因此有權作出臨時性建議，要求各國加強相關應對工作（如廣泛衛教、抑制假新聞、疫調、篩檢、疫苗分配、醫療等）。

面對接連不斷的PHEIC，危機意識與基礎建設不可少

新冠肺炎、猴痘等大規模疫情從非新鮮事，幾十年來在非洲造成大量疾病和死亡，過去一直被定位成帶有歧視意味之「非洲人的疾病」，和伊波拉和茲卡病毒一樣，只有當嚴重影響以白人為主的已開發國家時才會引發關注。這個現象，與全球衛生長久忽略熱帶疾病的問題有關，也與資源分配不均、媒體報導失衡等社會及政治因素有關。

一個接一個的PHEIC，在在提醒我們全球衛生的基礎工作及平時衛生教育的重要性，歷史

教訓也告訴我們尋求國際合作、促進資訊交流、冷靜且不帶偏見的防疫態度，以及配合疫情作滾動式修正、保持措施彈性，才是戰勝疫情的不二法門。

全文摘要

二〇二〇年的 COVID-19 跟二〇二二年的猴痘疫情，逼得全世界不得不正視全球化下各國牽一髮動全身的連帶性，並重新思考全球衛生的安全規範與實踐方法。在此脈絡中，世界衛生組織的一舉一動及其主管之《國際衛生條例》的效果與效率受到眾人的矚目和議論。依照該條例，宣布一場跨國傳染病事件為「國際關注公共衛生緊急事件」並提出可行的防疫措施需要考慮很多要素，除了公共衛生目標外，政治、經濟、貿易與社會發展等考量也扮演了重要的角色，而這更凸顯國際傳染病防治體系的複雜程度，值得眾人關心。

參考資料

李柏翰，〈國際法怎麼來處理疫情風暴？〉，《法律人潮流誌》第二十八期，二〇二一年三月，頁四－七。

李柏翰，〈當國際法遇上公共衛生：全球衛生規範之偶然性及其不滿〉，《法學叢刊》第六十六卷第一期，二〇二一年一月，頁七一－九〇。

韓世寧、連熙隆、陳國東、涂醒哲，〈「國際衛生條例」修正背景與重點簡介〉，《疫情報導》第十七卷第六期，二〇〇一年，頁三〇〇－三〇七。

The Lancet Global Health (2022). The future of the International Health Regulations. The Lancet Global Health, Volume 10, Issue 7, e927.

The Lancet (2022). Monkeypox: A global wake-up call. The Lancet, Volume 400, Issue 10349, 337.

注釋

1 這份由世界上一百九十四個國家無異議通過的ＩＨＲ，雖只是世界衛生大會的決議，卻有實質法律拘束力——ＩＨＲ要求各國監督並管制傳染病發展態勢、必要時須通知ＷＨＯ、協助確認通報病例、加強國內疾病監控、發展全國性公衛緊急事件應對計畫。國家也應在國際機場、港口、邊境設立健康設施、提供健康服務，以降低疾病「跨國」發展的風險。

2 猴痘病毒有兩個進化枝——西非進化枝和剛果盆地（中非）進化枝。

幫流行病毒量身訂做一套法律？

從那些年的新冠肺炎談起

蘇詣倫

一句評論

加速的全球化，導致疫病蔓延無遠弗屆，面對不停出現的新興病毒，是否每次都該幫流行病毒量身訂做一套法律？

延伸閱讀

黃源浩，〈嚴重特殊傳染性肺炎防治及紓困振興特別條例與授權明確：與法國法的比較〉，《月旦法學雜誌》第三〇三期，二〇二〇年八月。

吳采模、高塚真希，〈「嚴重特殊傳染性肺炎防治及紓困振興特別條例」之概要及其法律問題〉，《萬國法律》第二三一期，二〇二〇年六月。

林明昕，〈再論嚴重特殊傳染性肺炎防治及紓困振興特別條例第 7 條之合憲性爭議〉，《台灣法學雜誌》第四〇七期，二〇二一年一月。

自從中國在二〇一九年年底爆發新冠肺炎後，便以席捲全球的驚人速度向外傳播，短短數月以來全球各洲皆已淪陷。

因地緣關係，我國首當其衝，立法院也隨即展開修法工程，在現有的《傳染病防治法》之外，另於二〇二〇年二月二十五日制定了《嚴重特殊傳染性肺炎防治及紓困振興特別條例》（下稱紓困條例）；然而究竟是什麼原因，使政府放著既有的法不用，讓立法院匆忙挑燈夜戰，另立新法呢？難道每次疫情，都要量身打造一部專法嗎？

為什麼防疫需要「法律」依據？

請讀者假想幾個狀況。

在疫情仍然嚴峻的一個陰霾天，大家正因為口罩存量不足焦頭爛額，經告知，發現台南的醫療用品大盤商，尚囤積有將近三百萬個口罩，足以讓全國的醫療機構使用三天。得知消息的衛福部長急忙派員洽詢，並表達國家想要徵購的意圖，希望盤商可以報價後由衛福部統一購買分派。

然而，盤商老闆卻以衛福部並無徵收的「法律依據」，而拒絕政府的收購，且表明了在經濟自由市場的運作下，業者可以緩慢地釋出口罩，配合疫情的嚴峻程度提高口罩的價格，大賺因新冠肺炎而生的口罩財。部長一氣之下動用公權力，以疫情險峻為由，強制徵收大盤商的口罩；盤商也不是省油的燈，認為國家這樣的行為屬於不當徵收，立刻提起行政救濟反制。

另外，一批一批的包機自疫區回來，相關衛生部門如臨大敵，從下機便開始了一系列的檢驗——就算初步檢驗陰性，仍然要求回國的人民還是要接受暫時隔離，以待潛伏期過去。沒想到被隔離的民眾A，因為雙主菜便當不好吃、隔離處所太無聊等理由，嚷嚷要離開隔離區域；更有甚者擅自逃離，被抓回之後哭訴國家無端限制人民的自由，最終與前面的大盤商一樣提起救濟。

從上面兩個小故事，我們也可以發現，在這些情況底下，如果要進行「徵收口罩」、「強制隔離」，是需要「法律依據」的。

已經有《傳染病防治法》了，紓困條例的用武之地在哪？

《傳染病防治法》乃為了防治各式各樣的傳染病所設計，目的在於使相關部門能憑藉法律的指引，落實民主國家該有的依法行政。

比如說：為了調查疫情順利，國家要求人民無論到哪個地方，都需要掃描 QR code 來確保自己的足跡，可以在與確診者接觸後，能被國家所掌握；又或若有強制隔離確診者、接觸者的必要，以免病毒、細菌的傳播——國家做成這類行為，是絕對要有「法律依據」的。

可是翻遍當時的《傳染病防治法》，整部法條規定的內容，其實可能早已不足支撐新冠肺炎入侵下的防疫措施，更遑論後續更具凶險的變種傳染病。

另外，修法其實是個很漫長的歷程，如果要用通常的修法程序來跑——經過黨團協商、逐條討論表決並三讀通過，行政機關才能依法「防疫」，這樣全國早就屍橫遍野了，所以立法者只能快速地先通過紓困條例，來解病毒來襲的燃眉之急。

因此，特別立專法的理由就更明朗了，制定紓困條例的目的在於：放寬行政機關，尤其是衛生機關在防疫期間的法律限制。例如，我們可以先容許行政機關依照自身專業，判斷需要發動的作為，避免凡事都要經過嚴謹而複雜的法律程序，以致延誤防疫的黃金時間，造成全國不可逆的感染結果。

那此時讀者可能還會問：同樣都是通過法律，為何紓困條例可以立得「比較快」呢？

立法院通過的紓困條例有何特徵？

類似於緊急命令的機制

依照我國憲法增修條文，國家或人民遭遇攸關存亡的大事件時，如：處理特殊的傳染病、金融風暴等狀況，總統即有憲法發布緊急命令的權限。二十多年前，台灣發生史上最嚴重的地震「九二一大地震」，時任總統李登輝便於同年（一九九九）九月二十五日發布緊急命令。

而緊急命令的發布，前提是當國家處於緊急狀態，為了維護國家存立，盡速恢復秩序，當現有法制「不足以」排除危難或應付重大變故的時候，就有循著制定程序，針對個案採取的必要措施。[1]

從而，在內容上，緊急命令會比一般立法院通過的法律較不周全一些些（畢竟有解決重大問題的急迫性），故法制上要求僅限於處置一定期間或地點發生之緊急事故，才容許具有暫時替代法律、變更法律效力的功能。

回到紓困條例

在新冠肺炎的疫情爆發之際，全球及台灣都被恐懼的氣氛籠罩，其實當時也有傳出要求總統蔡英文應發布緊急命令的聲音。

或許是總統顧慮到緊急命令，所保障的重大變故非常具備急迫性，焦急到立法院「來不及」立法，才願意由行政權暫時行使立法權限，但這當然不是民主國家所期盼的憲政常態。因此，總統並沒有發布緊急命令，而是建請立法院，以最快的速度通過紓困條例。

而本條例的內容與一般法律相比，有關立法嚴謹度，必然有所下降（初期有解決問題的急迫性），這是與緊急命令相似的地方；可是無論如何，這仍是立法院通過的法規，具有民意基礎，也必然比發布緊急命令來得讓人信服。

如最有侵害人民權益疑慮的紓困條例第 7 條說道：「中央流行疫情指揮中心指揮官為防治控制疫情需要，得實施必要之應變處置或措施。」以白話文來理解就是為了防疫，指揮官「想幹麼就幹麼」，這種用模糊方式概括授權給行政權的規定方式，在承平時期必然會遭到違憲的質疑。只是在疫情剛起之際，立法者也根本不知道有哪些手段可以防疫，法條就只能這樣籠統規定。

然而，紓困條例立法至今已經多時，實際上會有何種防疫行為，立法者大多了然於胸。以累積的呼聲來看，應至少重新修訂紓困條例，把相關條文寫得更嚴謹，例如把防疫依據，從概括寫

「必要之應變處置」改為「具體明白列出」必要的醫療措施，以免行政權動輒透過本條款，做成與防疫不具高度關聯性，卻極度侵害人民權益的行為。

所以，例外狀況，真的就只能是例外。紓困條例畢竟是調降立法嚴謹度後的產物，也讓行政權因為立法者把機關做事的標準變寬，而更容易觸動相關管制的發生。所以紓困條例不應該也不可以是防疫的常態法律。

對此，本類法規都會設計「落日條款」，如《嚴重特殊傳染性肺炎防治及紓困振興特別條例》第19條，便說：本條例及其特別預算施行期間，自中華民國一〇九年一月十五日起至一一一年六月三十日止。

等待島嶼天光

本條例規定，當機關施行本法一段期間後，須向立法院提出疫情及相關預算執行的報告，以便立法機關可以了解行政機關就本條例的執行效果，讓條例「放寬國家機器」而不得已的例外狀態，能在其他權力的制衡下回歸正途。

截至筆者完稿時，我國的新冠肺炎本土疫情慢慢抑制下來，不少人民也已施打完多劑疫苗，才能讓確診數增加的同時，重症及死亡患者沒有繼續上升。希望不久的未來，新冠肺炎的疫情最終能被遏止，讓深陷病毒煎熬的無辜者都能痊癒，重拾正常生活。

全文摘要

自從新冠肺炎爆發後，立法院火速通過《嚴重特殊傳染性肺炎防治及紓困振興特別條例》，著眼於撲滅即將燃起的疫情。本條例與一般法律相比，究竟有何特別之處？未來若有其他新型態病毒入侵，是否有可堪比擬的地方？簡單來說，特別條例的存在，是為了因應緊急的例外狀態，暫時把機關做事的標準變寬，但這樣的規範不應該是防疫的常態法律。

注釋

1 我國憲法增修條文第 2 條第 3 項規定：「總統為避免國家或人民遭遇緊急危難或應付財政經濟上重大變故，得經行政院會議之決議發布緊急命令，為必要之處置，不受憲法第四十三條之限制。但須於發布命令後十日內提交立法院追認，如立法院不同意時，該緊急命令立即失效。」

生活誠可貴，隱私價更高，若為健康故，兩者皆可拋？

王鼎棫

一句評論

為了防疫，就該交出自身全部的隱私嗎？如果不是，政府又該注意什麼？過去的措施有什麼問題？

延伸閱讀

羅伯特 席爾（Robert Scheer）著，林麗雪譯，《隱私危機：當他們對你瞭若指掌：數據公司和政府機構如何竊取個資、窺視隱私、破壞民主》（台北：好優文化，二〇二〇）。

彼德．布隆（Peter Bloom）著，王曉伯、鍾玉玨譯，《隱形牢籠：監控世代下，誰有隱私、誰又有不受控的自由？》（台北：時報文化，二〇二一）。

莉姿．歐榭（Lizzie O'Shea）著，韓翔中譯，《數位時代的人權思辨：回溯歷史關鍵，探尋人類與未來科技發展之道》（新北：臺灣商務印書館，二〇二〇）。

為了防堵疫情，蒐集資訊是很重要的。

二〇〇三年，台灣社會歷經「嚴重急性呼吸道症候群」（Severe Acute Respiratory Syndrome, SARS）的蔓延，從中獲取不少經驗；時至當代，目前的科技水準已迥然不同——二〇二〇年開始，為了防堵新冠肺炎，政府學會利用各種資訊科技，像是公布違規者姓名、電子監控、健保卡查詢旅遊史，還有我們好一陣子出入必備的簡訊實聯制。

但大量蒐集這些資訊，不免引發個人資料與隱私權的爭議，例如是否有具體依據？執行程序是否透明，並有足夠監督？蒐集的情況是否有必要，而不會太超過？這些問題，到了本文收稿之前，都仍在爭執不休。

而為取得疫情資訊，確實預防傳播傳染，背後的信任尤其重要。

因為當社會大眾產生懷疑：那些資訊真的會用來保護大家的健康？會不會被用在奇怪的目的？那就可能會不願意分享相關內容，進而逐漸癱瘓防疫措施。

那麼，政府在蒐集疫情資訊的時候，到底該注意哪些事情，才不會破壞信任呢？

蒐集疫情資訊的基本原則

一、原則上，蒐集要配合原始目的

簡單來說，政府在蒐集我們的個資時，應該要有具體依據，且出於特定、明確的目的，而且利用方式跟目的之間，要有合理連結；除非有其他重要好處，否則不可以隨便跳脫原始目的，另外用「公共利益」等其他概括名義，把防疫資料提供研究機構、製藥公司，甚至檢警單位去追查犯人。

然而，常見的問題是：政府在蒐集或利用疫情資料的時候，多半以防疫為名，但到底出於何種特定目的，允許公權力在何種範圍內利用，往往欠缺清楚說明。

換句話說，政府很少有機會能進一步說明，到底基於「何種證據」，讓我們必須允許個資使用在原始或其他目的之上，也就很難進一步檢驗個資利用的正當性。

二、依法行政與比例原則

所謂依法行政，是希望公權力出手之際，除了能有具體明確的法依據，更要確實按照相關內容執行。

而在二〇二〇年二月十五日前，管控防疫或運用個資的法律，主要是《傳染病防治法》與《個人資料保護法》；那些法律確實可以作為大部分防治措施的標準，但能否作為管控新冠肺炎，進而啟動科技防疫的依據，在法學界並沒有確切的共識。[1]

此外，形式上有了法律依據，不代表法律內容可以無限上綱，還要注意有無符合比例原則。所謂比例原則，是要求政府限制人民權利的時候，須出於正當目的，且這樣的限制手段不僅要滿足這個目的，還要剛剛好，是最小的侵害手段；最後，侵害更不能造成利害失衡。

不過，在「防疫視同作戰」的大框架下，這樣的思考經常被忽視。比方說，科技防疫的手段不免侵犯民眾隱私權，但這樣的侵害是否必要？是否有其他較溫和的手段可以考慮？回顧過往科技防疫與個人隱私的數次拔河，政府似乎多以防疫結果作為決斷標準，不一定會顧慮手段是否過度限制民眾的相關權利。

三、透明程序與監督機制

陽光透明是公權力最好的防腐劑，運用在個資的蒐集與利用，也不例外；為了讓個資被廣泛運用的民眾放心，理論上就該用簡潔、易懂的方式，把資訊蒐集目的、種類、保存方式與風險評估等說明，公布給大家知道。

再者，誰來監督也很重要。因為針對疫情廣泛蒐集而來的個資，包括確診者的病歷、接觸史等內容，對於醫療技術與新藥研發來說，利用價值都很高，不免變成兵家必爭之地，產生被濫用的風險，因此如何在蒐集與利用的機關之外，設立獨立的監督組織，就變得不可或缺。[2]

面對這樣的問題，大法官也持相同看法。憲法法庭在一一一年憲判字第13號判決中就說：如何確保跳脫個人控制範圍的個人資料，不受濫用或洩漏，進而擴大對資訊隱私權的侵害，國家即有義務用法律積極建置防護機制。

以上說明，就是政府該注意的地方，那過往常見的做法又有哪些問題呢？

科技防疫措施停看聽

一、公布姓名

每當疫情開始蔓延，只要有人違反居家檢疫規定，公權力很喜歡直接公布他們的姓名。這樣的手段，固然可以撫平大眾的義憤情緒，但為了確保依法行政，我們必須追問：公權力發動這些公告的時候，真的有任何依據嗎？

對此，政府多半表示公布姓名的法源依據是《傳染病防治法》第58條第1項第4款，[3] 但該款僅授權主管機關「對自感染區入境、接觸或疑似接觸之人員、傳染病或疑似傳染病病人，採行居家檢疫、集中檢疫、隔離治療或其他必要措施」。因此，規定中的「必要措施」，在解釋上是否能包含「公布姓名」的舉動？這點其實引發很多爭議。

為了解決這爭議，也有人認為還可以拿《個人資料保護法》來用，因為該法提到：公務機關如果是「為維護國家安全或增進公共利益所必要」或「為防止他人權益之重大危害」，就可以把原始蒐集而來的資料，用在其他特定目的，所以依循這樣的規定，公布違規者的個資，是沒有問題的。

但是，這樣的結論大法官可能會不大同意。因為一一一年憲判字第13號判決就說：個資法只不過是原則性的框架規定，並不是拿來允許公權力蒐集或利用個資的具體依據。

因此，本文認為：固然快速找出違規者是防疫的重要考量，但政府如果沒有其他法律，只拿《傳染病防治法》當依據，進而公布違規者的姓名，可能就有問題了。[4]

二、電子監控

社區一旦爆發感染，疫情就難以收拾；為免如此，一般都會讓感染者配合「居家隔離」或「居家檢疫」等措施。也就是說，對確診個案接觸者實施「居家隔離」，對疫區旅遊史無症狀民眾實施「居家檢疫」。

而為了落實該等措施，像在新冠肺炎期間，中央流行疫情指揮中心就以科技設備，監控相關人等的行動；例如透過電子設備，執行定點或行蹤監控——前者如居家監控，後者如利用GPS系統記錄受監控人的行動狀況，包含所經過的區域或時間。

簡言之，以電子圍籬為例，政府會透過居家檢疫者的手機定位，作為居家檢疫者的行動依據；一旦居家檢疫者的定位離開隔離檢疫範圍，系統就會發送「警告簡訊」給當事人、民政單位、衛政單位與轄區警察，藉此掌握相關人員行蹤。

但如同前述，我們必須追問：公權力在要求這些措施的時候，有任何法律依據嗎？

對此，《嚴重特殊傳染性肺炎防治及紓困振興特別條例》（下稱肺炎條例）固然規定，針對「受隔離或檢疫而有違反隔離或檢疫命令或有違反之虞者」，明文授權政府得實施「必要之防治控制措施或處置」，也就可能包含科技監控的設置。

但肺炎條例是有限定施行期間的，未來如果發生其他大規模傳染疾病，那現行其他法規可就沒有對應的具體依據，來實施科技監控了，這正是立法者之後急需克服的問題。不過，就算立法者針對科技監控有規定相關依據，實施內容還是要符合比例原則。

再以電子圍籬為例，此一措施強制蒐集相關人士的位置資訊，已經侵害當事人的隱私權，但這是為了避免有人擅離住所，引發更多人的感染風險；且因被隔離的人很多，如果沒有其他更有效率的技術，衛生單位其實也沒辦法指派更多人力，調查相關人等是否確實遵守隔離。

因此，電子圍籬這種措施，也就有可能被當作是不得已的手段；最後，這樣的做法是為了維護社會大眾的生命與健康法益，衡量之下，應比隱私權更加值得保護也不一定。

三、以健保卡揭露就醫民眾旅遊史

為免病人隱匿病情，進而讓醫護人員受到感染，《傳染病防治法》規定：醫療機構人員於病人就診時，應詢問其病史、就醫紀錄、接觸史、旅遊史及其他相關事項；病人或其家屬，應據實陳述。

而據實陳述還不夠。在新冠肺炎期間，健保署更與移民署合作，擴充健保雲端系統，開放醫療機構利用健保卡查詢民眾旅遊史。[5] 此外，為免民眾使用自費醫療，無法要求出示健保卡、查詢旅遊史，醫療機構也可藉由查詢身分證號碼獲知相關資訊。

對此，老問題又來了：政府到底有無具體依據？雖然，《傳染病防治法》規定，主管機關對於曾與傳染病病人接觸或疑似被傳染者，能作相關的必要處置。但規定中的「必要處置」，在解釋上是否能擴及到「使用健保卡搭載旅遊史」，這點同樣無法服眾。

而且，就像前面說的：政府在利用旅遊史資料的時候，多半以防疫為名，但到底出於何種特定目的，允許公權力在何種範圍內利用，往往欠缺清楚說明，也就很難進一步檢驗個資利用的正當性。

四、簡訊實聯制

在新冠肺炎的疫情下，為了掌握大眾出入公共場所如學校、辦公大樓等移動資訊，政府推出了所謂的「簡訊實聯制」。

簡單來說，就是先讓民眾使用智慧型手機掃描 QR code，直接開啟手機簡訊功能；而開啟後，同時內建「場所代碼」等訊息內容，使用者只要再把前述內容發送到收訊號碼「一九二二」，即可完成登記（民眾如果沒有使用智慧型手機，沒有辦法掃描 QR code，還可以手動編寫簡訊，再同樣傳送到號碼「一九二二」）。

這樣的設計，是為了讓政府可以快速針對確診民眾，調取其所經過的相關場所，並即時整理相關資訊，提醒民眾是否經過該等場所，或警告民眾應避免前往。6

對一般民眾來說，可能覺得這樣的舉動沒什麼，但這樣蒐集交通與位置資料的結果，無形之中也同時蒐集了大眾出入的時間與地點；只要稍加比對，就能逐一勾勒人們日常的生活軌跡，甚至可進一步推知工作或居住地點，對個人隱私已經是種威脅。

那麼我們就該檢驗這樣的措施是否確實符合蒐集個資的原始目的。

對比簡訊實聯制的「目的」，如果是為了「調查疫情」，當為了調查疫情以外目的，進而蒐集或利用實聯制簡訊的時候，就已超出原本原始目的，而需更多的正當性支持。

像是二〇二一年的六月中旬，就曾有法官於網路媒體「鳴人堂」撰文表示：刑事警察局在搜索票聲請書中，打算利用嫌犯在實聯制下所發送的簡訊，鎖定嫌犯行蹤。這樣利用簡訊的方式，可能就已超出我們設計實聯制，用來防疫的原始目的。

再者，誰來監督也很重要。因為廣泛蒐集而來的移動個資，既然能相當程度地還原每個人的私生活，不免有被濫用的風險，因此如何在蒐集與利用的機關之外，設立獨立的監督組織，就變得不可或缺。

而不只簡訊實聯制有被濫用的空間，時間拉回新冠肺炎下啟動三級警戒的當頭，有些店家就先行緊急採用了「紙本登記實名制」，藉此蒐集到店客戶的姓名與電話。

這樣的機制，也讓部分有心人士得以上下其手。網路論壇上，開始出現被害者抱怨的聲音。具體來說，部分店家透過「紙本登記實名制」蒐集到的個資，進一步來與特定對象聯繫；只不過，這並非出於防疫的原始目的，僅是為了自己的情感需求，構成所謂「目的外使用」，也就違反《個人資料保護法》。[7]

疫情中，會消失的不只生命，還有人權防線

如同學者李建良在〈遊走在疫情熱點與人權紅線的數位足跡〉提到：「瘟疫的爆發與法治災難的釀生未必有明確的起點，但是我們可以設法防範、找出終點，預防再次發生。我們可以運用法律邏輯，追蹤人為走過的路徑，進行批判性的法治反思。『人性尊嚴，不可侵犯』這條不容跨越的人權底線，在瘟疫蔓延時，似乎顯得模糊一片。如果我們還想保有一點屬於自己的尊嚴、不

失人的本性，就必須再次把這條線劃清楚，並且堅守之。」

換言之，在數次的防疫戰爭中，我們經常只要求結果，卻很少注意那些措施是否對法治產生破壞。而法治的功能，絕對不是用來阻擋政府施政，反而是想設計透明合理的規範，適度控制政府的施政力道，並經由有力機關的監督，確保相關措施沒有偏差。

回顧過往，政府的防疫措施確實侵害了我們的隱私，像是公布確診者姓名、使用電子圍籬監控、健保卡上登載旅遊史，抑或使用量最大的簡訊實聯制；此時，我們就該確保那些措施的依據是否足夠，是否能在《傳染病防治法》、《個人資料保護法》、《嚴重特殊傳染性肺炎防治及紓困振興特別條例》等法律中，找到授權依據，並確保政府沒有隨便把資料用在防疫以外的目的。

反之，政府若只概括說是為了防疫，在未具體說明的前提下，就把大眾個資隨意拿去用在防疫以外的其他目的，那麼我們就該好好檢驗那些動作的正當性。

而從比例原則來看，如果那些措施有助達成防疫目的，且在疫情緊張之際，沒有其他更好的替代手段，並在法益權衡下，大眾的生命健康高於隱私保障。那這樣的管制，才能算是不得已的必要手段——但千萬別忘記隨著疫情發展趨緩，適時放寬管制力道，否則一樣是對人權的過度傷害。

最後，那些防疫個資是如何被利用的？保存之際，相關資訊安全是否足夠？有沒有機關來負責監督？我們也都該期待政府能負起責任，好好說明，認真建立對應組織來管理。

這些問題的認定，並沒有一定答案，但相關討論，卻多在防疫政策形成之際缺席了。

面對疫情，我們可以為了妥協，暫時放下對隱私保護的部分堅持，願意主動把我們的生活細節交給政府。但隨著每次的疫情減緩，我們都該慢慢反思：「這段期間之內，我們到底該交付多少個人資料出去？而政府在維繫人民隱私之上，又做了什麼制度來維護？問了這麼多，是因為歷史告訴我們：政府並沒有辦法，總是把人民當作心頭最軟的那塊，人權保障要靠自己撐起。」

全文摘要

政府在蒐集疫情資訊的時候，要小心別不慎破壞民眾對於公權力的信賴，進而就要依法行政，注意使用目的與比例原則，更別忘記建立足夠的資料內控機制。而在防疫戰爭中，我們經常只要求結果，卻很少注意管制措施是否跨過人權紅線；想要尊嚴不被打擾，那就要靠我們多加留意。

參考資料

何建志，〈COVID-19 疫情期間防疫與隱私之平衡：相關法律議題分析與社會正義觀點〉，《台灣法學雜誌》第三八七期，二〇二〇年三月十四日。

陳玥汝，〈我國紓困條例所涉隱私議題初探〉，《科技法律透析》第三十二卷第五期，二〇二〇年五月。

范姜真媺，〈防疫措施與個人資料保護間之取捨、衡平〉，《月旦法學雜誌》第三三三期，二〇二二年四月。

邱文聰、吳全峰、劉靜怡、劉定基、翁逸泓，〈科技防疫與個人資料保護（上）〉，《裁判時報》第一〇六期，二〇二一年四月。

邱文聰、吳全峰、劉靜怡、劉定基、翁逸泓，〈科技防疫與個人資料保護（下）〉，《裁判時報》第一〇七期，二〇二一年五月。

蕭永蔚，〈使用「１９２２簡訊實聯」或「紙本登記」有哪些個資風險？〉，法律白話文運動，二〇二一年九月，https://plainlaw.me/posts/plainlaw-54。

李建良，〈遊走在疫情熱點與人權紅線的數位足跡〉，COVID-19 的人文社會省思，https://covid19.ascdc.tw/essay/148。

注釋

1 附帶一提，二〇二〇年二月十五日，《嚴重特殊傳染性肺炎防治及紓困振興特別條例》登場。該條例第 7 條授權政府「得實施必要之應變處置或措施」，同條例第 8 條也授權政府得對違規者或可能違規者「實施錄影、攝影、公布其個人資料或為其他必要之防治控制措施或處置」，才稍微降低了在新冠期間，執行科技防疫的依據爭議。

2 過往的科技防疫措施，其實也牽涉相當多的民間單位，比如說電信公司或金融機構。依據《個人資料保護法》，這些民間單位是受到公權力的監督，也就是他們的目的事業主管機關——如國家通訊傳播委員會或金融監督管理委員會。

3 該條款規定：主管機關對入、出國（境）之人員，得施行下列檢疫或措施，並得徵收費用……對自感染區入境、接觸或疑似接觸之人員、傳染病或疑似傳染病病人，採行居家檢疫、集中檢疫、隔離治療或其他必要措施。（節錄）

4 肺炎條例第 8 條規定，授權政府對於違規者或可能違規者「實施錄影、攝影、公布其個人資料或為其他必要之防治控制措施或處置」且該條例明文規定，該法律溯及自二〇二〇年一月十五日施行，因此該條例已明確授權，政府就「新冠肺炎」這個疫情，可以採取公布姓名措施。

但請注意，這條例原則只能用在新冠肺炎的處理。

5 日後隨著各國疫情擴大，以及因應民眾刻意轉機第三國後回台，健保署又更進一步將健保卡查詢旅遊史範圍擴大至港澳、新加坡、泰國以及日本、韓國等地。

6 行政院對實聯制之說明（二〇二一年五月版本）：簡訊完全免費、不用加入會員、不用特殊設備、民眾不留個資、陽春手機也可。而針對蒐集來的足跡資料該如何處理，則說明：簡訊紀錄留給電訊業者，僅供指揮中心疫調使用，只保留二十八天。

7 請參考蕭永蔚，〈使用「1922簡訊實聯」或「紙本登記」有哪些個資風險？〉，法律白話文運動，二〇二一年九月，https://plainlaw.me/posts/plainlaw-54；江鎬佑／白目觀點，〈「射手座應該不怕捅吧」快篩站濫用防疫個資，有何法律問題？〉，法律白話文運動，二〇二一年八月，https://plainlaw.me/2021/08/09/2021-08-09/。

「校正回歸」錯了嗎？

大量感染人數背後，統計數據該何去何從？

蘇詣倫

一句評論

突然爆發的本土案例，導致疫情指揮中心不及統計而創造出「校正回歸」這個新名詞，然而國家是否有權用此一嗣後補充的方式，完成疫情資訊的呈現？

延伸閱讀

羅真，〈「防疫最怕看不清楚敵人」看待疫情轉悲觀　SARS 後勤指揮官張鴻仁：愈嚴峻愈需互信合作〉，《康健雜誌》，二〇二一年五月二十四日，https://www.commonhealth.com.tw/article/84258。

嚴文廷、孔德廉，〈停止校正回歸、以快篩減輕採檢量能後，確診通報塞車問題解決了嗎？〉，報導者，二〇二一年六月十七日，https://www.twreporter.org/a/covid-19-pcr-backlog-problem。

高文瀚，〈「校正回歸」之亂：疫情升高之際，我們如何解讀每日確診數據〉，關鍵評論網，二〇二一年五月二十七日，https://www.thenewslens.com/article/151535。

交通革新，帶來了世界地球村，讓人與人之間的聯繫變得異常快速與緊密；然而水能載舟亦能覆舟，感情加速的同時，也讓各式病毒乘著飛機或其他交通工具，遨遊世界，迅地讓疫情燎原。

於是，當新型病毒傳進某一國家，造成本土疫情時，如果確診數量過於龐大，致使相關機關來不及統計時，會發生什麼問題？筆者想藉由新冠肺炎的回顧，娓娓道來。

校正回歸，到底有沒有違法？

自COVID-19於世界上爆發開始以來，到了二〇二一年中，台灣才開始面臨本土疫情的劇增。大量疑似病例的篩檢需求，令衛福部在一開始時承認，基於檢驗量能與通報作業的問題，會發生遲延公告確診數的情形。

從而，指揮中心自同年五月二十二日起，在公布本土確診案例數時，會將前幾天因尚未檢驗、尚未通報而沒有加入該日的確診數目延遲幾天公布，例如：五月十六日公布兩百零六例確診個案，再隔了幾天才將漏未加入的七十四例補足，因此五月十六日實際上有兩百八十例本土確診。指揮中心也將此種補足的行為，稱為「校正回歸」。

由於這麼做會引發輿論對於數據可信度的疑慮，不免令人好奇這麼做是可以的嗎？

台灣是個民主國家，而民主的價值展現在：所有的施政行為，都要受到人民的監督，並經由民意授權。在大多數的情況下，我們會授權給立法委員，由該部門將一切行政權可以做出的行為，透過立法的方式，讓行政機關有法律得以遵循——這樣的方式，也就叫做「依法行政」。

依法行政是當代法治國家最重要的原則，其中的核心觀念，就是「法律保留原則」。簡單來說，就是「行政機關的所作所為，在一定條件下，都要有法律的依據」。

換句話說，在某些情況下，法律只要沒有允許國家從事某一行為，國家都「不可以」在沒有規範的前提下去完成。因此法律保留原則，便是限制「國家機器」運作的一種規範模式。（這剛好跟人民相反，法律只要不禁止人民從事某一行為，人民都可放心大膽去做。）

然而，行政機關每天要面對的事千頭萬緒，如果所有施政要完成的行為，都要由立法委員立法後才可以去做，會造成立法院需要沒日沒夜地立法、行政機關天天在等待法案產出的窘境。

因此，大法官在司法院釋字第443號解釋，將法律保留原則細緻分為不同層級，稱之為「層級化法律保留」；而大法官的想法，簡單講就是「越重要的東西，越該有充分對應的條文」。

也就是說，如果某一國家機器所做成的行為，「對人民來說越重要」的話，就越要經過立法者充分地授權，否則就會違反法律保留原則的要求；換言之，如果某個行政機關的行為「不大重要」，就不大需要法律依據，甚至就算沒有經過立法者授權，也可以讓行政機關依照自身專業頒布「行政命令」，作為行政機關將來發動職權的依據。[1]

「校正回歸」與「知的權益」有關，應該要符合依據

在保障人民「知的權益」的重要前提下，指揮中心有如實告知人民確診數量的責任，於是在採檢量能不足的前提下，即有努力透過校正回歸的手段，盡量在有限時間內呈現完整的確診個數。也就是說，為了確保人民「知的權益」，滿足人民想要充分掌握疫情、管理資訊的需求，這樣採取校正回歸的政策，就是很重要的事情，就會需要有法律依據才能完成。

對此，就有人質疑，指揮中心是在沒有任何法律依據的前提下，採行「校正回歸」的方式，違反了法律保留原則的要求。但筆者認為並非如此，根據《傳染病防治法》等的相關規定，[2]指揮中心本來就應透過新聞媒體適時發布疫情相關警示；而利用媒體發表疫情訊息時，若有調整內容的必要，更有立即更正的義務（即校正回歸等方式）。

透過前述法規的說明，應該可以了解所謂的校正回歸，應該要有具體依據；且新冠肺炎期間所辦理的過程，其實也是依照相關規定所為，原則並沒有違反依法行政，甚至法律保留原則的問題。

面對未來的疫情風暴，有待大家齊心協力

落筆至此早已夜深人靜，疫情盡頭的曙光仍舊稀微；而民主時代，大家對於指揮中心的作為是好是壞，都能有自己的意見，也讓評論如雪花般飛來，甚至可說是烽火漫天。

從筆者的法律背景出發，自然會仔細觀察政府政策與執行走向是否合乎程序及相關規定；而若面臨相關討論超出了自身領域，也會嘗試先去理解該領域的「專業」究竟如何論述，再慢慢累積感想進而抒發己見，期許你我不要掉入漫無邊際的質疑。

畢竟下一波疫情風暴終會到來，要如何順利雨過天晴，只靠謾罵是不夠的，還有待具體的建議與批評呀！

全文摘要

從二〇二〇年初開始，COVID-19讓世界各地的人們，飽嘗了生離死別。而台灣的確診數，在政府對外實施嚴厲的邊境管制，對內及早要求國民在特定區域（如：車站、捷運及大賣場等等）戴上口罩的政策下，最終仍無法抵擋本土疫情的爆發。大量的確診案例導致國家來不及完整計算每日確診人數，而有「校正回歸」此一後續補上的統計型態。如此公布疫情數據，將使人民的資訊取得產生誤差。簡要來說，民主國家之中，為了確保人民「知的權益」，滿足人民想要充分掌握疫情、管理資訊的需求，這樣採取校正回歸的政策，就是很重要的事情，就會需要有法律依據才能完成，而《傳染病防治法》裡面則有相關依據。

注釋

1 實際上，這就是大法官在司法院釋字第443號解釋當中深埋的伏筆。也就是說，當行政所要處理的事情，內容並不複雜而屬於「技術性及細節性」的時候，就可以放由行政機關直接來做，或者自己設定執行任務的依據。在做這種事情的時候，行政機關就不一定需要依據立法者所制定的規範。

2 相關規定如後：

《傳染病防治法》第 8 條

傳染病流行疫情、疫區之認定、發布及解除，由中央主管機關為之；第二類、第三類傳染病，得由地方主管機關為之，並應同時報請中央主管機關備查。中央主管機關應適時發布國際流行疫情或相關警示。

《傳染病防治法》第 9 條

利用傳播媒體發表傳染病流行疫情或中央流行疫情指揮中心成立期間防治措施之相關訊息，有錯誤、不實，致嚴重影響整體防疫利益或有影響之虞，經主管機關通知其更正者，應立即更正。

《中央流行疫情指揮中心實施辦法》第 3 條

本中心任務如下……三、防疫應變所需之新聞發布。

疫苗通行證可行嗎？

潛藏於政策背後的人權隱憂

彭銘得

一句評論

進入大眾空間，給人看見自身的存在，是一個公民之所以成為公民的基本條件；人要發表意見、參與社會，首先要站出來給「他者」看見。

延伸閱讀

漢娜・鄂蘭（Hannah Arendt）著，林宏濤譯，《人的條件（全新修訂版）》（台北：商周，二〇二一）。

阿岡本（Giorgio Agamben）著，薛熙平譯，《例外狀態》（台北：麥田，二〇一〇）。

COVID-19 自二〇二〇年開始肆虐全世界，徹底改變人們生活、工作與往來的模式。儘管病毒不斷變種、推陳出新，疫苗接種率也逐漸普及，口服藥物也被開發並量產；從二〇二二年開始，世界各國看待 COVID-19 的方式，也從根除模式轉為與病毒共處。

在這模式轉變中，為了延緩 COVID-19 的傳播效率，其中一個政策就是用疫苗通行證（Green Pass）——如民眾須持有施打疫苗證明，才能進入特定場所或從事某些活動，來替有保護力與沒保護力的公民做分流。

然而，疫苗通行證看似解決了問題，本身卻又變成另一個嚴肅的人權問題。

比方說，在美國佛羅里達州，一家遊輪公司要求乘客出示疫苗施打證明，否則不予登船。這個舉動，被佛州州長指控是歧視，並一狀告上法庭，然而州法院判決，要求乘客出示疫苗證明並不構成歧視。[1]

固然，隨著世界各國的防疫政策趨於寬鬆，疫苗通行證陸續被取消，相關抗議看似逐漸平息，但我們的社會仍然非常有可能再度面對未知的新興傳染病；屆時，人們說不定會再次參考過去的「成功經驗」，施行疫苗通行證政策。

因此，本文旨在利用 COVID-19 案例闡述，為什麼疫苗通行證可能對人權產生負面影響，幫助未來的人們迅速理解，為何在上一次的經驗中，疫苗通行證引來了這麼多的反對意見。

疫苗通行證與疫苗護照的差別

討論務求文字上的精確，才能有效建立共識。

所謂「疫苗護照」（Vaccine Passport）是用在國與國之間——涉及主權國家之間外交事務。而「疫苗通行證」，諸如 Green Pass，則用於國內，屬於國內事務。

如果把前述兩種證明都通稱「疫苗護照」，討論上容易失焦混淆。比方說，在設計疫苗護照的時候，就會觸碰到「國際認證疫苗」的議題，以及誰是可以發出認證的國際組織，同時也會涉及規範人員跨境流動的相關國際條約。[2]

甚至可能還會有被混淆的人說：「給我國際認證的疫苗，不然我無法出國！」這就大幅增加了溝通成本。更何況，身為「國內事務」的 Green Pass，勢必會成為另一個政治熱點，因此更應該與「疫苗護照」分開討論。本文分析主要針對隸屬國內政策的疫苗通行證。

如前所述，若要出入特定場所或從事活動，都可能與疫苗通行證有關。而其中室內設施除了公家機關，更包含民間單位——如餐廳、商店、電影院與健身中心。若強迫民間單位使用疫苗通行證機制，很容易就會演變為「歧視或政府干預民間自由」的爭議。

以美國為例，在疫情肆虐當下，舊金山採取全美最嚴格的規定，所有室內營業場所的客人與員工都必須提供兩劑疫苗的接種證明。[3] 另一方面，除了佛州州長禁止公家機關以疫苗通行證當理由不為民眾服務，德州州長與其他共和黨執政的州也紛紛宣告禁止使用疫苗通行證。[4] 這種分野，不只反映了政黨立場，也反映了對何謂自由的不同解釋。

疫苗通行證的人權隱憂

疫苗通行證固然想要防堵疫情的擴散，或誘導人們接種疫苗，但引發爭議的地方，就是把一部分的公民排除在公共空間之外——像是餐廳、大眾運輸、營業場所或其他開放空間通通不能去。

為什麼進入公共空間這麼重要？漢娜・鄂蘭在其《人的條件》中提到：進入大眾空間，給人看見自身的存在，是一個公民之所以成為公民的基本條件；人要發表意見、參與社會，首先要站出來給「他者」看見。如果被排除在社交生活之外，只能存在私人領域的個人，很難稱得上是個公民，而純粹只是為了生存而存在的勞動生物（Labour animal）。

疫苗通行證的效果，就是要把未接種疫苗的公民，排除在公眾空間之外，剝奪其社會與政治生命。儘管網路世界宛若另一個宇宙，公民要抗議還是得上街拋頭露面，爭取各階層民眾的認同，可見得實體世界的活動依然無可取代。

事實上，在二〇二〇年疫情剛爆發的時候，許多地區就以避免群聚為由，禁止了政治集會與街頭抗議，也讓當時進行中的政治抗爭被政府順理成章鎮壓下去，如香港與泰國。對比歐洲，多國民眾也上街「抗議」，藉此捍衛他們「上街抗議」的權利；許多人更批評這些防疫措施是半軍管狀態。

回過頭來，如今疫苗通行證的出現，代表初始階段那些緊急臨時措施，都將進一步常態化（Normalisation）。換句話說，管制措施，即將變成身分證那樣如影隨形，成為每個人生活的一部分。這也是疫苗通行證引起各界憂慮的主因之一。

現代社會的化外之民

當代知名政治思想家阿岡本，多次撰文批評義大利政府的疫苗通行證政策。

阿岡本最為人熟知的創見與關懷，是裸命（Bare Life），或稱例外狀態，意思是不被法律保障的化外之民。民主法治時代，公民的權利受到法律保障，未經司法流程，不得剝奪其自由；但有些人是例外，如難民與非法移民，他們的自由可以任由行政機關決定。

然而，阿岡本指出，雖然沒有打疫苗的人，本質上是健康的正常人，並不是患者，但在疫情時代，尚未接種疫苗的人類，都會被視為潛在或無症狀的感染者，被劃入不正常的範疇，成為例外狀態。[5] 疫苗通行證，就是用來區分正常與不正常的歧視政策。沒有疫苗通行證的公民，就算身體健康，也被剝奪了自由，成為沒有法律保障自由的化外之民。[6]

簡單來說，沒有打疫苗的人，本質上跟打疫苗的公民有什麼不同嗎？有什麼需要立即區別的重要利益？政府如欲施展雷霆手腕，當然有詳細說理的義務。否則為什麼可想當然耳把某些人排除在公共空間之外？

因為出現在大眾空間這件事，本身就是「人之所以為人」的基本條件。使用制度將一部分公民排除在外，對公民社會的影響非同小可，需要社會大眾的關注，更需要公權力的謹慎小心。在義大利實施「Green Pass」政策之後，有個青年索性把他的健康二維條碼變成身上的刺青。不論該名青年的動機為何，這則新聞的隱喻引人深思。

結語

再回到台灣，台灣雖然也曾施行了一陣子的疫苗通行證政策，要求進入八大類場所的民眾與工作人員必須出示疫苗施打證明，卻沒有引起激烈的反彈。

探究原因，可能台灣的疫苗施打率名列前茅，而出入限制沒有涵蓋鐵路、公路與地鐵等大眾運輸。反觀歐美，始終存在相當比例民眾拒絕接種疫苗，於是當政府意圖推行疫苗通行證時，引發上述民眾激烈抗議。相對而言，疫苗懷疑論在台灣沒有如此盛行。舉例而言，當教育部要求高中以下教職員都要接種疫苗（甚至可優先施打）時，此項政策也被視為是福利，而不是強制。這台灣媒體在報導疫苗懷疑論時，常常傾向直接貼上反智反科學、宗教保守派的簡單標籤。這種氛圍下，只要討論防疫政策是否過當，就會常常被導向不尊重「公衛專業」的結論。

然而，有些歐美的疫苗懷疑論者，並不是懷疑疫苗效力，而是質疑為何國家有權利干涉個人身體，希望國家提供更多說理，以平衡公／私益兩邊的天平。

本文所引述之阿岡本，並非宗教保守派，而是基於對國家權力之警覺，而拒斥疫苗通行證。隨著歐美決定回歸正常生活，收斂政府對日常生活的管制力道，疫苗通行證暫時告一段落；但地球上也有其他國家，繼續強力維持疫苗通行證政策，以干涉人民自由移動的權限，比方說：二〇二二年中國多地爆發地方銀行惡性倒閉，而中國政府為了避免受害民眾集結抗議，於是將受害民眾的「健康二維碼」轉紅。

防疫當然是重要的事情，但國家權力一旦擴張，如覆水難收。有的政府自我節制，有的政權趁機拓展全民監控。在所有緊急例外狀況中，又以戰爭最難以叫人說不，無怪乎輿論總愛把「抗疫視同作戰」掛嘴上。本文只是希望，未來萬一台灣再次面臨未知疾病的威脅時，國民的討論除了政府效率之外，也能同時考量自由的代價——公民社會的維繫。畢竟為了爭取與維護自由，本來就會多花一點心力，且總比回神才發現自己是那沸騰鍋裡的青蛙好。

全文摘要

為什麼進入公共空間這麼重要？進入大眾空間，給人看見自身的存在，是一個公民之所以成為公民的基本條件；人要發表意見、參與社會，首先要站出來給「他者」看見。如果被排除在社交生活之外，只能存在私人領域的個人，很難稱得上是個公民。疫苗通行證的效果，就是要把未接種疫苗的公民，排除在公眾空間之外，剝奪其社會與政治生命，成為沒有法律保障自由的例外狀態。本文希望，未來再次面臨未知疾病的威脅時，國民的討論除了政府效率之外，也能同時考量自由的代價。

注釋

1 Tom Hals and Jan Wolfe, U.S. judge says Florida can't ban cruise ship's 'vaccine passport' program, reuters. https://www.reuters.com/world/us/norwegian-cruise-says-us-judge-allows-it-ask-passengers-vaccine-proof-2021-08-09/?fbclid=IwAR2ZU1wq9CLk-FzqtLbs2g065QlPeOy-Ne7CozRFl1T5--NCurkyp6HD5nI

2 主筆室／白目觀點，〈歐盟的疫苗通行證合法嗎？對台灣有何影響？〉，法律白話文運動，二〇二一年六月二日發布、二〇二二年十一月二十一日更新，https://plainlaw.me/posts/vaccinepassportfromeu?fbclid=IwAR1xzx-GJX60t4JBqKfN0Xty1BNTWc9woktYoVmdLh2xfOhgDtEuQnM6cHk。

3 KRON4 Staff, San Francisco mandates proof of full COVID vaccine at indoor venues, KRON4. https://www.kron4.com/news/bay-area/san-francisco-to-require-proof-of-vaccination-for-some-indoor-activities/

4 SBG San Antonio Staff Reports, 'Don't tread on our personal freedoms': Texas Gov. orders ban on 'vaccine passports', FOX17. https://fox17.com/news/nation-world/dont-tread-on-our-personal-freedoms-texas-gov-orders-ban-on-vaccine-passports

5 D. Alan Dean, Bare Life and the Vaccine (Giorgio Agamben), Medium. https://d-dean.medium.com/bare-life-and-the-vaccine-giorgio-agamben-775ad3efd79e

6 Cittadini di seconda classe, quodlibet. https://www.quodlibet.it/giorgio-agamben-cittadini-di-seconda-classe

防疫不外人權

可以用「提供檢疫報告」當作國人返國條件嗎？

蔡孟翰

一句評論

國人返國權是受到憲法及國際人權法下的遷徙自由保障，如以防疫為由而予以限制，應用嚴格的比例原則來檢視。

延伸閱讀

法律白話文運動著，李柏翰主編，《公民不盲從：生而為人，如何有尊嚴地活著——國家能賜死人民嗎？能投票就是民主？防疫就能限制出入境？收入低就該餓肚子嗎？……30 堂基本人權思辨課》（新北：左岸文化，二〇二二）。

陳瑤華，《人權不是舶來品：跨文化哲學的人權探究》（台北：五南，二〇一〇）。

王鼎棫，《進擊的公民：探索社會議題的法律指南》（台北：FUN 學，二〇二一）。

還記得嗎？二〇二〇年末，台灣嚴重特殊傳染性肺炎中央流行疫情指揮中心（下稱「指揮中心」），為了加強控管失控超過半年的新冠肺炎，並考量疫情在天氣轉涼後可能更加惡化，因此公布了「秋冬防疫專案」。

該專案就邊境檢疫部分，要求自二〇二〇年十二月一日起，入境我國的旅客，不論身分（包括本國籍或外國籍）或目的，都必須出具登機時間前三天內 COVID-19 核酸檢驗報告，否則航空公司可以拒絕載客，或指揮中心可以對旅客開罰新臺幣一萬至十五萬元。

這樣的政策，引起國內高度的討論：為了管控傳染病，對於出入境進行嚴格限制，是否有侵害人民遷徙自由的違憲疑慮？未來有類似做法，我們又該如何看待？

公權力能阻擋國人返國嗎？

司法院釋字第 558 號解釋開宗明義指出，國家不能隨便限制人民回家，除非有不得已的地方：「憲法第十條規定人民有居住、遷徙之自由，旨在保障人民有自由設定住居所、遷徙、旅行，包括入出國境之權利。人民為構成國家要素之一，從而國家不得將國民排斥於國家疆域之外。於臺灣地區設有住所而有戶籍之國民得隨時返回本國，無待許可，惟為維護國家安全及社會秩序，人民入出境之權利，並非不得限制，但須符合憲法第二十三條之比例原則，並以法律定之。」

另外，《公民權利和政治權利國際公約》（下稱「公政公約」）的第12條對這部分也說（本公約具有我國國內法效力喔，因為有公約施行法的緣故[1]）：

1 在一國領土內合法居留的人，在該國領土內有遷徙往來的自由及擇居自由。

2 人人應有自由離去任何國家，包含本國。

3 上列權利不得限制，但法律所規定、保護國家安全、公共秩序、公共衛生或他人權利與自由所必要……不在此限。

4 人人進入其本國之權，不得無理褫奪。（No one shall be arbitrarily deprived of the right to enter his own country.）

因此，「自由出、入境」是遷徙自由的內涵、是人權無疑，但國家依舊可以給予合理的限制。

首先，我們可將自由出、入境的對象區分為本國人及外國人。

這是因為，外國人並沒有可以自由進、出他國的絕對權利。一般來說，國家在任何時期，原則上可以不附條件拒絕某外國人入境，這是國家主權行使的表徵。因此如果政府為了防疫的考量而增加外國人入境我國的條件（如必須具備相關的檢疫報告），甚至拒絕不符條件的對象入境，不會有違反人權義務的問題。

然而，國家是否能夠限制國人返國的權利，可能就得深入探討，如前述的大法官解釋及公政公約的規定，都有特別保障「國人回本國的權利」，主要原因是避免政府有動機不讓特定人士入境，而基於個人和本國之間的特殊牽連與情感連結，應保障人們能回到自己的家。

這樣動輒得咎、不讓國人回到自己家鄉的立法，像是一九五〇年代，美國通過《移民和國籍法》（the Immigration and Nationality Act）（即《麥卡倫—沃爾特法案》〔McCarran-Walter Act〕），允許政府驅逐從事顛覆活動的移民或歸化公民，並禁止可疑顛覆的本國人入境；台灣在戒嚴時期，政府也曾有所謂的「黑名單」，禁止海外有中華民國國籍、支持台灣獨立的黨外人士返國，滯留海外。上述法規的正當性，迄今仍爭議不休。

於是，在已具有國際習慣法地位的《世界人權宣言》中，第13條第2項就規定：「人人有權離開任何國家，包括其本國在內，並有權返回他的國家。」這樣的意旨，也在我國進入民主化後，體現在《入出國及移民法》第5條：「居住臺灣地區設有戶籍國民入出國，不須申請許可。」[2]

我可以因為與某國感情深厚，就把它當「本國」嗎？

不過前述公政公約中的「本國」（his own country）的意涵是什麼呢？一定是限於持有國籍、身分證、護照，才算是本國人嗎？

公政公約的主管單位，針對相關條文作的官方解釋——聯合國人權事務委員會（Human Rights Committee，以下簡稱「HRC」）第2號一般性意見（General Comment）中，採廣義的解釋，指出「本國」的範圍大於「國籍國」，並不侷限於形式上的國籍（出生時獲得或被授予的國籍），更包含：因與某國之間有特殊關聯，或具有特殊權利，而不能被僅僅視為外國人的情況——像是因原國籍被恣意剝奪，而長期居住在該國的無國籍人士。

在Stewart訴加拿大案中，原有英國國籍的申訴人在七歲就離開英國，長期都以加拿大為家庭中心，因此認為加拿大才是自己的「本國」；換句話說，如果A國人甲依據B國國內的移民法規進入B國，並遵守此些法律規範，那在甲尚未獲得B國國籍，且繼續保留其原籍國A國國籍時，能否將B國視為自己的國家？

對此，HRC認為：若B國對新移民取得國籍施加不合理的障礙的話，甲就可以把B國視為本國；反之，若B國已經提供便利管道可以取得該國國籍，而甲是因為自己的選擇而無法獲得B國國籍時，B國就不會成為甲的「本國」。

相較下，在Warsame訴加拿大案中，申訴人是索馬利亞國民，加拿大政府將把他驅逐回索馬利亞。申訴人表示自己是索馬利亞的後裔，但從來沒居住、拜訪過索馬利亞，也不會那裡的語言，且自己從四歲時就到達加拿大，核心家庭都在加拿大居住、生活、接受教育。HRC認為本國的認定需要考慮長期居住地、緊密的個人和家庭聯繫、留下的意願等因素，因此認定申訴人的「本國」是加拿大。

二〇二〇年二月，因為新冠肺炎疫情的關係，政府對入境嚴格管制，導致我國國民與大陸配偶所生，且沒有取得台灣國籍的未成年子女無法入境台灣，與在台的父母分隔兩地，引發前總統馬英九批評違反《兒童權利公約》。從以上兩個案例，可以很明確知道這些無台籍的台人子女們，並無法依照公政公約，讓台灣成為他們的「本國」，不過這些父母是否可以援引此項權利，主張自己的家屬也可以進到台灣來呢？

HRC就類似案件，採否定的結論。在A.S.訴加拿大案中，申訴人是居住在加拿大的波蘭裔加拿大公民，她爭取自己居住在波蘭的波蘭籍女兒和孫子許可入境加拿大，卻被加國駐波蘭華沙領事以女兒不具有專業資格而拒絕。

HRC認為，女兒不是加拿大公民也不是永久居民，不能依據公政公約主張「回到本國」的權利；此外，HRC也指出，不能因此認為如此行為有侵害到公政公約的家庭權——因家庭權受國家保護的前提，是成員之間存在有效的家庭生活；而申訴人和女兒只有短暫的共同生活，卻長時間處於分離，因此不能主張政府侵害家庭權（至於是否可以依照別的國際公約，主張與兒童團聚？請參〈為了防疫，就能把所有人擋在境外嗎？——回顧挑戰《兒童權利公約》極限的「小明們」〉）。

返國的權利也不該無限上綱

在公政公約中，除了某些人權項目是絕對的、不能有任何限制（如禁止酷刑、奴役），許多人權是可以在一定範圍內被限制的。在疫情期間，許多國家就以兩種方式調整公約的保障——「限制權利」和「減免義務」。

「限制權利」目的是為了平衡個人利益和集體利益，有可能是常態性的；「減免義務」是在公共緊急狀態下，國家可以暫時免除某些人權法下所應承擔的義務。

有關權利的限制，公政公約第12條第4項規定，本項權利不得「無理」（arbitrarily）剝奪，反面解釋，此項權利可以「合理地」限制。HRC在第27號一般性意見中強調：只有在極少數情況下，能夠合理剝奪人民進入本國的權利。

雖然公政公約沒有像《非洲人權公約》明確列舉限制國人返回本國的理由，但如果前後對照條文，若是基於控制疫情的需求，用適當且必要的手段去管控，也許還能夠被認作是對國人返國的合理限制。

有關義務的減免，公政公約於第 4 條第 1 項規定：當締約國發生危及國家存續的緊急狀況，在必要範圍內，締約國可以減免（derogate）本依本公約所要履行的義務。

但減免歸減免，仍不得牴觸其他依國際法所負義務，也不能因此引起純粹以種族、膚色、性別、語言、宗教或社會階級為由的歧視。

而在引用規定減免義務的時候，必須履行一定程序，特定指明希望減免履行的條款（並不可以泛泛減免整個公約）及減免理由。相較台灣，若是聯合國的會員國，還要把前面那些內容，透過聯合國祕書處轉知公約的其他締約國，並另行告知祕書處什麼時候將恢復履行義務。

HRC 在二〇二〇年四月二十四日承認，締約國為因應 COVID-19 採取有效措施，保護管轄領土內所有人的生命和健康，可以在特殊緊急狀況下，引用公政公約第 4 條減免國家所要擔負的相關義務。

HRC 也強調，如果能事先安排、好好管制疫情，就不必走到義務減免這一步；且減免必須盡可能地壓縮時間、地理和物質範圍，並採取一切合乎比例的措施（在 COVID-19 疫情期間，已有數十個國家向聯合國祕書處報備，將減免保障「集會、結社、遷徙等自由」的相關義務）。

回頭檢視前述的「秋冬防疫專案」

翻開我國《傳染病防治法》的規定，雖有檢疫、防疫的相關措施，但並未賦予政府得以限制國人出、入境的權力；以新冠肺炎為例，即另設專法《嚴重特殊傳染性肺炎防治及紓困振興特別條例》作為政府發動限制的法源依據。

若我國政府要求入境者，必須出具傳染病「陰性」的檢驗報告，這樣的要求等同於絕對完全限制某些國人返國的權利，試想以下情況：國人乙生活在醫療資源不充足的地區，要找到檢驗機構不容易；或國人丙已經確診，希望可以返台治療等等。

然而，探討這樣的政策是否有侵害人權，還應該探討是否還有其他更輕微的限制手段存在？如入境後居家隔離、進行密切監控隔離之規定，會不會才是成本較小，且更能達到防疫目的的方式。

面對傳染病所帶來的公衛問題，如何在個人人權保障與公共健康安全之間，抓到妥適的平衡點，確實是不容易但也不容忽視的課題——不然誰知道，下一個被擋在境外的，會不會是你、我呢？

全文摘要

出入境屬於遷徙自由的面向，而權利主體可區分為外國人與本國人，政府對於外國人入境原則上有絕對主權可以加以限制，但是國人返回母國的權利則應受到完整保障。因此，就算以防疫為由，增加國人入境的條件，尚應通過比例原則的檢驗，否則就有侵害人權的可能。

參考資料

李明峻，〈遷徙自由權〉，收入廖福特主編，《聯合國人權兩公約：公民與政治權利國際公約、經濟社會文化權利國際公約》（台北：新學林，二〇一四），頁一八七—二〇八。

顧以信，〈全民「陰」檢？從遷徙自由角度評析「秋冬防疫專案」要求國民入境檢附 COVID-19 核酸檢驗報告之合憲性〉，《台灣法學雜誌》第四一一期，二〇二一年三月十四日，頁一〇七—一三〇。

張文貞，〈COVID-19 與國際人權台灣〉，《月旦法學雜誌》第三一二期，二〇二一年五月，頁八—二二。

注釋

1 公民與政治權利國際公約及經濟社會文化權利國際公約施行法第 2 條規定：「兩公約所揭示保障人權之規定，具有國內法律之效力。」

2 此樣的精神，也表現在其他區域人權公約，如《歐洲人權公約》第四附加議定書中的第一議定書第 3 條第 2 項規定：「不得剝奪任何人進入其所屬國領土的權利。」顯見讓國人回本國是普遍被承認的人權。

居家隔離背後，你所不知的人身自由問題

李劍非

一句評論

令人煩心的二級警戒，或許不會是最後一次，現在開始思考未來如何在人身自由和防疫重大公益之間，維持平衡，應該是最好的時機。

延伸閱讀

陳運財，〈強制檢疫隔離與人身自由之保障——以提審救濟為中心〉，《月旦法學雜誌》第三二三期，二〇二二年四月，頁一八。

陳陽升，〈隔離治療、居家檢疫與提審——以我國憲法上人身自由的保障體系為中心〉，《台灣法律人》第九期，二〇二二年三月，頁六九。

Emergency measures and COVID-19: Guidance, United Nations Human Rights, Office of the High Commissioner, April 26, 2020. https://www.ohchr.org/en/documents/tools-and-resources/emergency-measures-and-covid-19-guidance

COVID-19 not an excuse for unlawful deprivation of liberty – UN expert group on arbitrary detention, United Nations Human Rights, Office of the High Commissioner, May 8, 2020.

自新冠肺炎於全球爆發後，在台灣的我們除了歷經口罩不離口、簡訊實聯制外，就是染疫者或入境者的居家隔離檢疫。[1]

為了防疫，強制居家隔離看似合理，但都沒有過度限制人身自由的法律問題嗎？請來看看實務上的幾個真實案例：

1 長榮航空機師周先生，於二〇二二年四月間入境時，被疾管署要求待在飯店隔離七天。但周先生認為，我國機師於國外已經被要求禁止接觸當地人，並被限制在旅館內活動，實際為「零接觸」，所以實在不需要要求「未接觸患者」的機師實施「一人一戶」（指不能與他人同住）的隔離方式。周先生認為這樣的隔離防疫措施，違憲侵害他的人身自由。[2]

2 二〇二二年五月，王先生到醫院進行PCR採檢，CT值為二十七．一遭判定陽性，而被要求居家隔離。但王先生認為，依照指揮中心說法，CT值二十七以上基本上沒有傳染力，這樣還需要把人關起來嗎？於是認為，「陽性就啟動居家隔離」的做法沒有必要，已經違反比例原則。[3]

問題到底在哪裡？

無論要求染疫者或是入境者進行居家隔離，都是在特定期間內強制人民只能待在特定地點不得外出，是一種對人身自由的剝奪。

除了生命之外，人身自由是大家行使其他基本權利的基礎，一旦被剝奪就會非常痛苦，所以憲法對人身自由的保障更加非常重視。具體來說，相較其他權利，有關人身自由的限制程序與救濟途徑，憲法都會設計得更為詳細及嚴謹[4]——包括事前經由法院把關，事後於二十四小時內也可向法院請求救濟（法律術語叫「聲請提審」）等。

既然憲法這麼保護人身自由，那居家隔離要求不就很容易違憲？其實在二〇〇三年爆發SARS時，就有人挑戰過強制隔離措施的合憲性。

當年疫情爆發後，和平醫院疑似有人接觸被感染者，主管機關旋即召回醫院員工並集中隔離。大法官在司法院釋字第690號解釋中指出：為有效阻絕新型傳染病的蔓延，降低社會恐懼，強制隔離是必要且能有效控制疫情的手段。

但大法官也同時強調：強制隔離剝奪了人身自由，所以隔離期間不能過長。此外，也要確保作出強制隔離的決定前，會搭配完整的審查程序，並提供受隔離人或其親屬可以即時向法院請求救濟的機會，還有合理補償。[5]

二〇二〇年新冠肺炎開始蔓延後，聯合國的專家也呼籲：新冠疫情不應作為政府非法拘禁的藉口，相關管制措施應符合比例原則（包括以最小、有限的隔離措施達成必要的防疫目的，且僅在緊急狀況時發動），政府並應經常審視相關強制隔離措施，是否對控制新冠疫情有必要。[6]

那如果把前面標準拿來檢視，我們又該怎麼看待主管機關的居隔措施呢？

過往居家隔離的做法怎麼了？

一、人身自由視而不見？

過往曾有法院裁定指出：居家檢疫限制活動的地點，是在防疫旅館而非公權力所掌控的地方，所以如此舉動並不算是拘束人身自由的情形。[7] 但是，把人民限制在幾坪大的空間裡、多日內不能外出，這樣還不算是人身自由的限制嗎？[8] 幸好，後續有更多的實務見解指出，前面的法院裁定是有疑慮的。[9]

二、通知程序簡略？

二〇二二年四月間，台北市衛生局曾發生兩起僅以「口頭」方式，通知相關人等應居家隔離的做法，引發通知程序是否過於簡略的疑慮。

事後法院參照《傳染病防治法》等法規，指出主管機關施行強制居隔時，應核發居家隔離通知書，讓居隔者可以立即知悉隔離期間及應遵守事項等，因而認定台北市衛生局的口頭隔離通知，是違法無效。[10]

三、救濟程序簡略？

案件數量太多就不用詳細審理？這理由看起來很荒謬，但部分地方法院卻這樣認為：因為過往國籍航空機師被要求居家檢疫的案件數量太多，所以法院都已經非常了解相關措施是合法的，不需要再通知原、被告到庭陳述意見，就可以直接作出裁決。

但案件涉及人身自由的限制，這樣簡略的救濟程序跟機器人蓋下橡皮圖章有什麼區別？還是應該要給予被強制隔離的人，透過視訊法庭、陳述意見的機會，才能讓人民享有完整的訴訟保障。[11]

此外，在大部分的案件中，因為當時規定的居隔期間只有七日，所以當居隔者提出救濟，甚至向更高審級的法院提出不滿之際，多數當事人實際都已滿足居隔期間的要求，法院多半認為這樣打下去也沒有意義，就沒有確實審理居隔要求的合法性，也讓法院更少有機會直接挑戰居隔措施的正當性。

四、救濟標準空洞？

如果有法院跟你說，因為你還有別的路徑可以再提起救濟，所以就不需要審查強制居隔的合法性，[12]各位能夠接受嗎？

所謂提起救濟，就是希望法院考量人身自由剝奪對人民的重大影響，期許即時過濾顯然違法的居隔措施，藉以避免違憲拘禁，所以當法院說因為人民以後還可以打訴訟而放棄審查，那開放救濟意義在哪裡呢？

多數學者及不乏法院判決均認為，[13]對於強制居隔，法院應好好就居隔原因及必要性，全面合法加以審查。[14]

縱然如此，回到多位航空機師挑戰強制居隔措施的案子，法院則以：機師跟國內一般確診者不一樣，與在台家人有不同生活圈，疫情擴散風險更高為由，認定部分機師「一人一戶」居隔而非「一人一室」（可與家人同住）的做法是沒有過當或違反平等原則的。[15]

放眼未來

除了樂觀假設防疫單位的強制居隔完全合憲合法外，我們還是期待法院及政府能從大法官所開示的憲法保障以及聯合國就新冠疫情所發布的參考原則，[16] 在未來為我們把關相關措施的合法性：

1. 強制居隔的期間與實施情況，應出於必要且未構成歧視。比如隨著疫情與個案差異，是否均須居隔七日，或是否非要要求國籍航空機師採取「一人一戶」等居隔措施，也許可以依照不同類型、作不同考量。
2. 對於不同群體（例如：外國人／本國人、空機機組人員／一般人民、公務員／非公務員）實施強制居隔之際，若有不同政策要求，應個別確認理由是否實質正當。
3. 政府應定時檢視強制居隔政策是否合理，例如政府已經明確宣布採取共存政策，就可以重行考慮強制居隔的必要性以及居隔期間的長短。

4 應確認強制居隔是否符合正當程序，包括即時書面告知相關注意事項及期間，且是否給予即時救濟的機會。

聯合國人權事務委員會曾明確揭示（公政公約第35號一般性意見）：人身自由相當寶貴，它向來都是政府用來影響其他基本權利的主要手段，在國際人權或憲法上，剝奪人身自由都需要受到嚴格的程序和事由檢視。[17]

雖然近期全球乃至於台灣，都已經逐漸適應與疫情共存，預料強制居隔的措施應會越來越鬆綁，但是我們都知道，未來或許還會有其他疫情捲土重來的一天；令人煩心的二級警戒，或許不會是最後一次，現在開始思考未來如何在人身自由和防疫重大公益之間，維持平衡，應該是最好的時機吧。

全文摘要

期待法院及政府，能從憲法及聯合國的參考原則，把關強制居隔的合法性：

1 強制居隔的實施，應出於必要且不構成歧視。比如是否都要強制居隔七日，又或是否有必要要求國籍航空機師採取「一人一戶」的居隔做法，都可以隨著疫情發展，或著不同群體的需求（例如：外國人vs.本國人、空機機組人員vs.一般人民、公務員vs.非公務員），彈性考量。

2 政府應定時檢視居隔政策是否合理，例如政府已經明確宣布共存政策時，就可以重新考慮強制居隔的必要性。

3 強制居隔的發動也要符合正當程序，包括即時書面告相關注意事項並給予即時救濟的機會。

注釋

1 目前的居家隔離及自主防疫規範請參見衛生福利部疾病管制署，居家隔離及自主防疫，https://www.cdc.gov.tw/Category/MPage/uhHrTdFN1nXLDOqoWZnaJw；目前的入境及居家檢疫措施請參見衛生福利部疾病管制署，入境及居家檢疫措施，https://www.cdc.gov.tw/Category/MPage/n1zhXm4d4jIx2Y_k4ImsbA。

2 臺北高等行政法院一一一年度提抗字第17號裁定。

3 臺灣桃園地方法院行政訴訟一一一年度行提字第58號裁定。

4 憲法第 8 條規定：「人民身體之自由應予保障。除現行犯之逮捕由法律另定外，非經司法或警察機關依法定程序，不得逮捕拘禁。非由法院依法定程序，不得審問處罰。非依法定程序之逮捕、拘禁、審問、處罰，得拒絕之。人民因犯罪嫌疑被逮捕拘禁時，其逮捕拘禁機關應將逮捕拘禁原因，以書面告知本人及其本人指定之親友，並至遲於二十四小時內移送該管法院審問。本人或他人亦得聲請該管法院，於二十四小時內向逮捕之機關提審。法院對於前項聲請，不得拒絕，並不得先令逮捕拘禁之機關查覆。逮捕拘禁之機關，對於法院之提審，不得拒絕或遲延。人民遭受任何機關非法逮捕拘禁時，其本人或他人得向法院聲請追究，法院不得拒絕，並應於二十四小時內向逮捕拘禁之機關追究，依法處理。」

5 司法院釋字第 690 號解釋，二〇一一年九月三十日，https://cons.judicial.gov.tw/docdata.aspx?fid=100&id=310871&rn=-31343。

6 COVID-19 not an excuse for unlawful deprivation of liberty–UN expert group on arbitrary detention, United Nations Human Rights, Office of the High Commissioner, May 8, 2020, https://www.ohchr.org/en/press-releases/2020/05/COVID-19-not-excuse-unlawful-deprivation-liberty-un-expert-group-arbitrary?LangID=C&NewsID=25876

7 臺灣桃園地方法院一一一年度行提字第 5 號行政訴訟裁定。

8 《公民與政治權利國際公約》第35號一般性意見第五段及第十三段參照，https://www.humanrights.moj.gov.tw/17725/17730/17732/23186/post。

9 臺北高等行政法院一一一年度行提抗字第 3 號及第 8 號裁定。

10 臺北地方法院一一一年度行提字第 2 號及第 3 號行政訴訟裁定。

11 臺北高等行政法院一一一年度行提抗字第11號裁定。

12 臺北高等行政法院一一〇年度行提抗字第 1 號裁定。

13 例如臺北高等行政法院一一一年度行提抗字第 3 號裁定。陳運財，〈強制檢疫隔離與人身自由之保障——以提審救濟為中心〉，《月旦法學雜誌》第三二三期，二〇二二年四月，頁一八；陳陽升，〈隔離治療、居家檢疫與提審——以我國憲法上人身自由的保障體系為中心〉，《台灣法律人》第九期，二〇二二年三月九日，頁六九（認為法院為審查時，應隨人身自由限制時間之延長而調整審查密度）。

14 問題恐怕出在提審法第 8 條第 1 項規定：「法院審查逮捕、拘禁之合法性，應就逮捕、拘禁之法律依據、原因及程序為之。」及其立法理由：「……法院審查逮捕、拘禁之合法性，僅在審查其逮捕、拘禁程序之合法性，非在認定被逮捕、拘禁人有無被逮捕、拘禁之本案實體原因及有無被逮捕、拘禁之必要性，故其採行之證據法則，僅以自由證明為已足。」

15 例如臺灣桃園地方法院一一一年度行提字第45號行政訴訟裁定、臺北高等行政法院一一一年度行提抗字第17號裁定。

16 Emergency measures and COVID-19: Guidance, United Nations Human Rights, Office of the High Commissioner, April 26, 2020, https://www.ohchr.org/en/documents/tools-and-resources/emergency-measures-and-COVID-19-guidance

17 《公民與政治權利國際公約》第 號一般性意見第二段參 照，https://www.humanrights.moj.gov.tw/17725/17730/17732/23186/post。

為了防疫，就能把所有人擋在境外嗎？

回顧挑戰《兒童權利公約》極限的「小明們」

李柏翰、王鼎棫

一句評論

每當遇上傳染病肆虐，各國多半傾向緊縮邊界，這種做法雖然符合「自我保衛」的直覺，但其實影響本國人民、正在移動的人或預期要遷移者的基本人權。

延伸閱讀

李尚仁等人，《記疫共同體（思想 44）》（新北：聯經，二〇二二）。

法律白話文運動著，李柏翰主編，《公民不盲從：生而為人，如何有尊嚴地活著——國家能賜死人民嗎？能投票就是民主？防疫就能限制出入境？收入低就該餓肚子嗎？……30 堂基本人權思辨課》（新北：左岸文化，二〇二二）。

劉紹華，《疫病與社會的十個關鍵詞》（台北：春山出版，二〇二〇）。

二〇二〇年二月，新冠肺炎疫情甫爆發之際，為避免疫情擴散，台灣政府依《嚴重特殊傳染性肺炎防治及紓困振興特別條例》第 7 條規定，對中國實施封關。大陸委員會原訂該年三月開放中籍配偶子女來台的政策，即引發社會反彈，也讓政策急轉彎，重新修正入境措施——即媒體稱之為「小明事件」。[1]

所謂的小明，原是台灣人對男孩的普遍稱呼。在疫情風波中，小明卻成了特定人群的代名詞：領取中國戶籍，但目前正申請台灣國籍的一群人。之所以用「小明」去稱呼他們，是因為陸委會主委陳明通在同年二月召開記者會，用這樣的文字來描述政策。

根據「COVID-19 疫情期間小明小紅入境管制措施案」之調查，監察院指出：我國約有兩千五百三十九位，十八歲以下且長期在台生活、就學尚未歸化之中國籍兒少；部分「小明」和「小紅」（中國籍新婚配偶）因前往中國探親、受疫情影響，進而遲遲無法回台長達半年以上。

這樣讓家人分離的情況，自然有侵犯人民受教權與家庭團聚權的疑慮。

可是防疫需求在前，未來有類似事件，我們又該怎麼用法律看待？

兒權普世，但公約義務並非毫無界限

二〇二〇年二月十四日，就開放中配子女入境轉彎事件，前總統馬英九在臉書發聲，稱蔡政府的防疫措施已與《兒童權利公約》（Convention on the Rights of the Child，簡稱CRC）[2]的精神背道而馳，因此向時任總統蔡英文喊話：「讓他們回家與家人團聚吧，不要讓民粹碾壓人權，歧視凌駕人道。」

政府不讓部分中配子女來台，是否違反CRC等相關規定？在討論這個問題前，須先確定中華民國跟這些孩子之間的法律關係為何？先說結論，若中國籍兒童尚未進入我國管轄權範圍內，對於中華民國政府來說，可能並不會發生保障兒童權利的法律義務。

這是因為，人權公約（包括CRC在內）都是以管轄權（即屬地的「領域管轄」及屬人的「國籍管轄」），作為權利保障的界限，因此在討論中華民國對這些孩子是否負有人權義務時，可以從兩個角度來看。

其一，雖然參照CRC第2條規定：「締約國應……確保其管轄範圍內之每一兒童均（不受歧視地）享有所有權利。」但對那些尚未入境、不在中華民國管轄範圍內的外國籍兒童，事實上可能就不在我國保障相關權利的範圍之內。

這也是為何各國在締約時，總或多或少考慮公約的適用範圍，有意識地保留「入境」的權力，因為邊界即主權的最高展現，也是管轄範圍的起點。

其二，台灣對「外國籍兒童」（包括中國）沒有管轄權；若尚未入境，因台灣沒有管轄權，則屬於兒童權保障的例外（exception）；再者，台灣對「本國籍兒童」有屬人管轄權，則應積極保障其權利，但在合乎公約精神的前提下，可能仍然得以公共衛生等正當事由，暫時「合理化」（justification）無法履行義務的情況。

換句話說，若外國籍兒童（包括中國籍）尚未進入我國管轄權範圍內（依領土或國籍二標準），對於中華民國政府來說，就可能不會發生保障兒童權利的法律義務。

人權公約沒讓台灣負起不可能的任務

前面談到，權利保障與入境與否息息相關，但CRC也作了特別規定：縱然兒童在境外，締約國應確保兒童不與父母分離，且有機會請求進入父母所在的國家，而有進一步討論「家庭團聚權」的空間。不過，也得同時看看，各國是否有能確實完成的本事。因此CRC第4條規定：「締約國應採取所有適當的立法、行政及其他措施，實現本公約所承認的各項權利。針對經濟、社會及文化權利等方面，締約國應運用其本國最大可用的資源，並視需要，在國際合作架構下採取相關措施。」

衛福部社會及家庭署編的《兒童權利公約逐條要義》也指出：「在國家資源有限，無法完全滿足所有權利的狀況下，締約國應視情況決定須優先處理的問題，並適當分配資源，且締約國的預算及資源的分配比例應定期分析和審查。」因此，縱然防疫資源有限，並無法同時分配給所有「與台灣有潛在法律聯繫」的兒童，但政府不能永遠一成不變；在情況允許的前提下，就要趕快處理相關問題。

然而，穩定公益的代價，是別人犧牲「家庭團聚」所換來的，兩者衝突時不能偏廢。因此，CRC第10條即表示：為了團聚，兒童或其父母請求進入或離開締約國時，締約國應以積極、人道與迅速之方式處理。第3條也提到：關於兒童的所有事務，無論是由公、私社會福利機構、法院、行政機關或立法機關，都該以兒童最佳利益為優先考量。

這些規定，都提醒我們，應把兒童最佳利益放到第一順位的考量。同理，CRC第9條雖要求締約國處理兒童或其父母進入締約國，但並未要求國家一定要同意該請求，而把最後決定空間留給締約國（但締約國還是該積極迅速處理）。而第10條規定更指出：限制入境的規定應有法律依據，該法須依民主原則作成，且必須是出於「保護國家安全、公共秩序、衛生或道德、或他人之權利及自由所必需」等考量。[3]

總之，若衡量前述同公約第10條所規定那些指標，暫時拒絕相關人等入境，也要嚴格確認是否是最後不得已的手段，且犧牲的私益要跟所保護的公益之間取得平衡；在各種妥協之餘，仍須嚴肅考慮到：把那些兒童留在疫情更嚴重的中國，是否不一定符合他們的最佳利益，甚至有機會侵害他們的健康權，而有侵害兒童人權之虞？

結論：中國、台灣都應盡全力保障兒權

前面談到因疫情而滯留在中國的兒童，其中尚包含血友病童。例如二〇二〇年初，眼見第二架從中國返台的包機協議未果，患有血友病男童的母親，當時屢屢在網路發文表示，即將面臨無藥可用的困境，喊話政府救救孩子，讓武漢包機盡早出發。對此，中央流行疫情指揮中心指揮官陳時中回應，已在該年二月二十日開了四劑給他的家人，預計藥可以用到三月二十八日（該名滯留湖北的血友病少年後來於二月二十四日返抵國門）。

但比較少人注意到的是「難得」接受國際人權公約的中華人民共和國，其實早在一九九〇年就簽署、一九九二年批准了CRC。若出於領域管轄來判斷，中國比誰都更有直接的「法律義務」，保障該名受困中國的血友病童的生命權和健康權。

對比之下，當「小明們」受困中國時，中國一來並未提供必要之醫療與藥物，返台班機之安排亦受到國務院台灣事務辦公室處處刁難。無論如何，CRC其實早已提出折衷不同角度的思考方式，面對「防疫公益與兒童團聚」，這樣手心手背都是肉的衝突，公約條文的解讀也許該更全面。

而針對CRC在台灣政府內部的實施狀況，監察院曾舉辦各區域的兒少及焦點座談，蒐集疫情對兒少權益影響的狀況，並依聯合國《COVID-19疫情期間人權指引》，檢視政府相關防疫措施是否有歧視及侵害兒少權利，最後並提出「國家人權委員會CRC第二次國家報告之獨立評估意見」。

在該獨立評估意見中，國家人權委員會批評疫情初期時，政府未能使人民清楚了解入境政策的依據，並針對不同國家有差別之境管標準的理由，相關決策過程也從未主動蒐集兒少意見，這樣確實有「不合理的差別待遇」的嫌疑——更令人失望的是，政府在其CRC國家報告中，卻隻字未提「與家庭團聚的權利」，這也是一種落入全有全無、只看公約半套的遺憾——這一切，都是來自我們面對疫情，不自覺緊縮邊境的恐懼；透過這次教訓，期盼我們能有更多理性去化解。

全文摘要

COVID-19疫情初期，陸委會原訂二〇二〇年二月要開放中籍配偶子女來台，引發反彈，結果入境政策急轉彎：若為未成年子女、中國親人無力照顧，父母皆在台者，才能向內政部移民署專案申請。惟政府不讓部分中配子女來台，是否侵害了《兒童權利公約》保障的家庭團聚權呢？儘管台灣可能對這些孩子沒有管轄權，又衡量防疫需求及資源分配等政策需求，該限制可能未直接侵害「小明們」的權利，但國家從未參酌孩子意見，也未解釋針對不同國家為何採取有差別的境管措施，可能潛在構成歧視了。

參考資料

李柏翰，〈突破政治綁架：國際人權在地化〉，《法律人潮流誌》第二十期，二〇一九年十一月，頁八—一一。

高玉泉、蔡沛倫，《兒童權利公約逐條要義》（台北：衛生福利部社會及家庭署，二〇一六）。

賈文宇，〈防疫還要談憲政主義嗎？〉，《法律與生命科學》第九卷第一期，二〇二〇年六月，頁三九—六五。

注釋

1 直到二〇二〇年七月中旬，台灣政府才開始階段性開放針對「國人與中國籍配偶親生之子女」、「中國籍配偶前段婚姻之子女」而尚未取得我國國籍之中國籍配偶子女入境。

2 二〇一九年六月十九日，我國早已透過《兒童權利公約施行法》國內法化了《兒童權利公約》。

3 此時，國家還需考慮「限制入境」不能壓縮到其他人權並考量他們的最佳利益（如他們所在地受到高度社會壓迫、面臨人權侵害威脅等）。依兒童權利委員二〇〇五年第6號及二〇一七年第23號一般性意見的解釋，作為移民目的地國（中國），應盡量允許兒童跟著爸媽一起來；或若國籍國（台灣）有危險，中國「應盡量不把孩子送回去」。但此設定與實際狀況並不相符。

「假的！」疫情假消息該管嗎？但傷害言論自由怎麼辦？

李劍非

一句評論

天下太平時，言論自由和假消息管制之間本就很緊張；到了疫情時代，這個衝突變得更加明顯——難道兩者之間沒有任何平衡點嗎？

延伸閱讀

楊劭楷，〈失靈的意見市場：假消息、言論自由與真理理論〉，udn 鳴人堂，二〇一九年四月二十九日，https://opinion.udn.com/opinion/story/6685/3783597#sup_3。

黃銘輝，〈假新聞、社群媒體與網路時代的言論自由〉，《月旦法學雜誌》第二九二期，二〇一九年九月，頁七以下。

許恒達，〈論假訊息的刑法規制〉，《月旦法學雜誌》第三〇三期，二〇二〇年八月，頁二二八以下。

臺灣高等檢察署，談疫情下散播假訊息與言論自由之界限，二〇二二年六月七日，https://www.tph.moj.gov.tw/4421/4475/632364/964280/。

以下幾個真實案例，各位覺得誰該負擔散播疫情假消息的法律責任：

1 劉某以手機於臉書上留言：「這場瘟疫比十七年前的非典更嚴重，用的藥副作用更大。如果出了特效藥，也只能保命，僅此而已！」[1] 發文當時並無任何新冠之特效藥。

2 何某於臉書上張貼：「Sogo 錢櫃聽說有人確診，好兄弟們，盡量避免安全第一！」錢櫃 Sogo 店實際上並無人確診新冠肺炎。[2]

3 陳某於 LINE 組群內張貼錯誤訊息：「台灣明天起實施 COVID-19 新型冠狀病毒假期兩星期，從二〇二〇年三月十七日開始，所有上班族學生（強制性）休假，以免傳播。」[3]

4 陸某於 LINE 組群中張貼錯誤訊息：「行政院宣布全台九縣市明天起實施 COVID-19 新型冠狀病毒假期兩個星期，從二〇二〇年三月十八日開始，所有上班族、學生（強制性）休假，以免傳播，檢查連結以查看您的縣市是否已列出。」[4]

先講結論：以上案例法院認為：劉某無責任、何某有責任、陳某無責任、陸某有責任。是不是開始覺得「假消息你搞得我好亂呀」！為什麼他們傳的訊息都好像，責任判斷上卻不一樣？疫情期間，如果有人散布假消息，到底該怎麼管？

什麼是假消息？假消息的法律責任有哪些？

其實我國法律並沒有針對「假消息」或「假訊息」規定任何定義，而國際上對於什麼是假消息，也一直有爭議。二〇二一年，聯合國人權理事會特別報告就曾指出：假消息定義的混亂，讓言論自由深陷被不當限制的危險，因此認為應把假消息限定為「有意傳播造成嚴重社會危害的不實訊息」[5]，而我國官方及學者也多把假消息，指向為「不實訊息」、「虛構之事」或「故意捏造」。[6]

除了傳統民事賠償責任及刑事誹謗罪外，如果散播疫情假消息，現行法下會有什麼法律責任呢？主要有：

1 《傳染病防治法》第63條：散播傳染病流行疫情謠言或不實訊息的刑事責任。

2 《嚴重特殊傳染性肺炎防治及紓困振興特別條例》（下稱振興條例）第14條：散播有關嚴重特殊傳染性肺炎流行疫情謠言或不實訊息的刑事責任。

3 《社會秩序維護法》第63條第5款：關於散布謠言足以影響公共安寧的行政責任（原

則處以三日以下拘留或罰鍰）。

歸納這些規定之後，可發現台灣針對疫情所管制的「假消息」，其實就是指「故意散布疫情相關的謠言或不實訊息」——其中關鍵就是「非真實的資訊」；如果只是表達意見而不涉及事實正確與否，原則就不用負擔假消息的責任。

舉例而言，如果有人於臉書上發表「情勢會變成怎樣未確定，請大家儲備一個月份左右的糧食和生活必需品，並且立刻到銀行提領所有的存款」，這樣的言論因為只是個人對於疫情狀況的預判及建議，是一種「意見表達」，並未涉及「事實真假」的問題，也就不會引發上面所說的法律責任。[7]

但如果是直接於LINE組群中散布如「光明街的×××麵店老闆的老公去萬華確診隔離」，因為這涉及不實的確診訊息，就會面臨上述法律責任。[8]

假消息危害管制 v. 言論自由保障

上述規定攸關假消息的定義看似明確，但遇到個案就沒有爭議了嗎？各位有沒有注意到，故意散布謠言或不實訊息固然有一定責任，但仔細看規定才知道：必須要這些假消息「對公眾造成損害」或「影響公共安寧」，才會有對應的刑事和行政責任。

白話地說，就是不實訊息必須要大規模影響社會，才可以讓講假消息的人負起法律責任。

問題來了，判斷某些言論是否為謠言或不實訊息，對法官來說已經是不容易的工作，那該怎麼判斷不實訊息是否確實造成社會損害？標準又在哪裡呢？由於每個人對於社會損害的想像可能不一樣，也造就了就算在兩個情境下散布近似的假消息，卻會得出完全不一樣的法律責任。

例如本文開頭的例子，陳某和陸某幾乎是同時間在不同的 LINE 群組，傳送「疫情與強制休假」的假消息，但在判斷是否影響公共安寧時，台中地方法院的法官認為：任何對於疫情及防疫物資等不實消息，都足以造成人心不安，[9] 基隆地方法院的法官則認為：是否休假是學生上班族可以自行查證的事情，因此並無影響公共安寧的問題。[10]

而上述法院在判斷「假消息是否影響公共安寧」之際，是否會信任大眾具備基本的查證能力——這正是近年討論言論管制的熱門命題。

傳統上，自由主義精神強調維持言論市場的開放，盡量讓大眾市場中的各種訊息保持自然存在（包括錯誤或有害的訊息），並相信真理會越辯越明，因為言論市場能自動驅逐不好的言論。[11] 但隨著假消息的出現，言論市場「失靈」的擔憂也逐漸浮出；市場失靈理論者認為，言論市場備受期待的功能，可能因為假消息的攪局而受到破壞。[12]

所以，同樣對於特定假消息是否影響公眾造成損害，篤信言論自由市場理論的人可能會傾向放寬鬆一點，例如對劉某在臉書上說「新冠疫情特效藥會有副作用」等假訊息，就可能因信賴一般人有辨別真假的能力與管道，而不對此貼文追訴假消息的刑事責任。[13]

相反地，擔憂言論市場失靈派則對於人們辨別假消息的能力感到懷疑，並認為如放任假消息將可能造成嚴重危害，所以像何某於臉書上張貼「唱歌地點有確診者」的內容，就會認為散布錯誤確診地點與對象的假消息，可能會為大眾帶來恐慌，因而需要用刑事責任加以處罰。[14]

所以呢？我們對假消息該怎麼辦？

二〇二一年六月，聯合國人權委員會下，促進和保護言論自由特別報告員就「假消息及言論自由」提出特別報告，其中幾點建議值得我們反思：[15]

1 國家不應鼓勵或傳播贊助明知為假消息的訊息，且不應准許以斷網作為打擊假消息的手段。

2 只有在煽動暴力、仇恨或歧視的極例外或最惡劣的情況下，才能使用刑法，否則應盡力廢除以刑法處理不實消息的手段。

3 國家對網路平台之監管應透明且符合正當程序，並且應以法律明定相關監管機制。

4 對抗假消息最好的良藥是多樣化以及可靠的資訊，國家應先提高自身透明度，無論在網路空間或真實空間均應主動公開官方資訊。

5 應該使「識讀假消息」成為教育內容，讓所有公民都有機會學習增強識讀能力。

回到我國，就上述第五點，其實民間已有多個平台致力事實查核，並協助培養民眾識讀假消息的能力，例如TFC台灣事實查核中心[16]以及LINE的訊息查證[17]；政府方面則有像是衛生福利部真相說明平台[18]、疾病管制署澄清專區[19]，以及內政部刑事警察局的即時新聞澄清[20]等。

另外，從上述建議第二點（應盡力廢除以刑法處理假消息）來看，也可重新思考：現行的《傳染病防治法》及振興條例對「疫情假消息」施加刑事責任，是否有符合特別報告中「最惡劣」或「極例外」煽動暴力、仇恨或歧視的情形？對付假消息，非得動用刑事責任嗎？

此外，所謂「足生損害於公眾」這樣模糊的要件，在解釋上應該要謹慎限縮，因為我們任何人都有可能不小心成為假消息的散布者，如果把假消息的責任範圍拉得過大，就很容易讓每個人在轉傳訊息或發表言論時，不免擔心自己觸法而不願發言，引發言論的自我審查，長久就會產生寒蟬效應（我好怕所以都不敢說話）。

因此，本文認為，在判斷「足生損害於公眾」之際，應以兩種標準共同判斷：

1 只有在假消息造成「明顯而立即的危險」時，才能予以究責。[21]

2 有時候在判斷「明顯而立即的危險」上可能產生困難，此時即可以看看事實上是否存在充足的查證管道或資訊；如果是，那原則上就不該認為那樣會「對公眾產生損害」。[22]

針對聯合國特別報告提出的重要原則與建議，各位讀者可以幫忙一起想想我國做到了哪些，又還有哪些可能不夠，或已有踩到紅線的疑慮？天下太平的時候，言論自由和假消息管制之間本來就很緊張；到了疫情時代，這個衝突就更加明顯。為了我們期盼的安穩秩序，也許應該努力在兩者之間，找出那一閃即逝的平衡點。

全文摘要

台灣針對疫情所管制的「假消息」，主要是針對「故意散布疫情相關的謠言或不實訊息」，其中關鍵就是「非真實的資訊」。換句話說，如果只是表達意見，並不涉及事實正確與否，原則上就不用負擔假消息的責任。但判斷某些言論是否為謠言或不實訊息，並非容易，聯合國人權理事會的特別報告提醒我們：「只有在極例外或最惡劣的前提，發生煽動暴力、仇恨或歧視的情況下，才能使用刑法，否則應盡量不要用刑法處理不實消息」、「對抗假消息最好的良藥是多樣化以及可靠的資訊」。這樣謹慎的態度，值得我們反思。

注釋

1 臺灣高等法院一一〇年度上易字第1873號刑事判決。

2 臺灣高等法院一一〇年度上易字第901號刑事判決。

3 臺灣臺中地方法院一〇九年度中秩字第93號裁定。

4 臺灣基隆地方法院一〇九年度秩字第42號裁定。

5 Disinformation and freedom of opinion and expression - Report of the Special Rapporteur on the promotion and protection of the right to freedom of opinion and expression, A/HRC/47/25, UN Special Repporteur, https://www.ohchr.org/en/documents/thematic-reports/ahrc4725-disinformation-and-freedom-opinion-and-expression-report

6 實務方面如：臺灣高等檢察署，談疫情下散播假訊息與言論自由之界限，二〇二一年六月七日，https://www.tph.moj.gov.tw/4421/475/632364/964280/。學界方面如：黃銘輝，〈假新聞、社群媒體與網路時代的言論自由〉，《月旦法學雜誌》第二九二期，二〇一九年九月，頁七以下；許恆達，〈論假訊息的刑法規制〉，《月旦法學雜誌》第三〇三期，二〇二〇年八月，頁二二八以下。

7 參照臺灣士林地方法院一〇九年度秩抗字第6號刑事裁定。

8 參照臺灣臺北地方法院刑事簡易判決一一一年度簡字第202號。

9 臺灣臺中地方法院一〇九年度中秩字第93號刑事裁定。

10 臺灣基隆地方法院一〇九年度秩字第42號刑事裁定。

11 參見如林子儀，〈言論自由之理論基礎，言論自由與新聞自由〉，元照，二〇〇二年十一月，頁二一。

12 Tim Wu, Disinformation in the Marketplace of Ideas, 51 SETON HALL L. REV. 169 (2020). Available at: https://scholarship.law.columbia.edu/faculty_scholarship/3218；楊劭楷，〈失靈的意見市場：假消息、言論自由與真理理論〉，udn鳴人堂，二〇一九年四月二十九日，https://opinion.udn.com/opinion/story/6685/3783597#sup_3。

13 臺灣高等法院一一〇年度上易字第1873號判決。

14 臺灣高等法院一一〇年度上易字第901號判決。

15 Disinformation and freedom of opinion and expression - Report of the Special Rapporteur on the promotion and protection of the right to freedom of opinion and expression, A/HRC/47/25, UN Special Repporteur, https://www.ohchr.org/en/documents/thematic-reports/ahrc4725-disinformation-and-freedom-opinion-and-expression-report（請特別參照第八十八、八十九、九十一、九十三、九十四段）。

16 網址：https://tfc-taiwan.org.tw

17 網址：https://fact-checker.line.me

18 網址：https://www.mohw.gov.tw/lp-4343-1.html

19 網址：https://www.cdc.gov.tw/Bulletin/List/xpcl4W7tToptl-IFMjle2Q

20 網址：https://cib.npa.gov.tw/ch/app/news/list?module=news&id=1886

21 參見如臺灣高等法院刑事判決一一〇年度上易字第1873號；監察委員新聞稿，〈警察機關辦理散布謠言案逾裁罰時效仍送審、未依法院建構不罰之審查原則過濾、異地傳訊違反管轄規定等違失，監察委員仉桂美、劉德勳、包宗和要求警政署檢討改進〉，監察院，一〇九年七月九日，https://www.cy.gov.tw/News_Content.aspx?n=125&s=18056。

22 參注12及注13。

確診者投票與海外投票，為何台灣做不到？日本韓國怎麼做？

賴宜欣

一句評論

依現行《傳染病防治法》規定，防疫措施可以要求隔離，且選舉罷免法規定，選民必須「到戶籍地投票所」投票，因此我國目前在確診者出門投票上出現困難。參照日韓，不但積極發展「不在籍投票」，在確診新冠肺炎的投票問題上，也分別有通訊投票、分流投票等應變措施，值得我國參考借鏡。

延伸閱讀

日本總務省，選舉政治資金制度，「新冠肺炎感染隔離及居家療養者，可以特例郵寄投票」，https://www.soumu.go.jp/senkyo/senkyo_s/news/tokurei_yuubin.html。

聖依／踏上韓國旅夢，〈韓國首次開放確診者投票：「籃子投票」亂象叢生？當地人怎麼看分流制度？〉，換日線，二〇二二年十二月十九日，https://crossing.cw.com.tw/article/17106。

中央選舉委員會新聞稿，〈選舉投票尚無法比照日韓等國實施不在籍投票或特設投票所相關說明〉，二〇二二年十月二十六日，https://clarify.cec.gov.tw/central/cms/111news/38006。

二〇二二年十月，中選會及疫情指揮中心拍板，經確診而被隔離的人不能參與同年十一月二十六日舉辦的九合一大選，進而無法投票，引發違憲之虞。

中選會主委李進勇表示：「這是不得已的做法，依據《傳染病防治法》相關規定辦理，先前大法官釋字690號解釋也認定沒有違法。」、「確診者、居家隔離者要出門投票真的有困難，因為依照規定投票權人要本人親自到戶籍所在地投票，缺一不可，所以確診者若在集中防疫所隔離或在家居隔，要開設專責投開票所有困難，而且專設投票所這是不在籍投票的方式，目前並沒有相關的機制。」因此，主管機關認為這並未剝奪確診者的投票權，而是因為「防疫優先，健康權也很重要」。

不過，同樣面對疫情肆虐，鄰近的日、韓都紛紛對投票方式做出因應，想辦法讓確診者投票。他們是怎麼做到的？台灣有什麼可以借鏡的地方？

確診而被隔離之人，為何不能投票？

首先，為何確診民眾會被隔離？這是因為《傳染病防治法》規定了管制傳染病的種種措施，且明文表示可以「依中央主管機關公告的防治措施處置」。所以依法成立中央流行疫情指揮中心，並宣布相關防疫措施，包含要求確診者隔離。

其次，司法院釋字第690號，是否真的如中選會主委說的，已經認定「確診不給投票」沒有違憲？此號解釋的背景正逢SARS大流行，和平醫院封院進行強制隔離的期間。大法官在本號解釋指出：「主管機關可採行的必要處置應包含強制隔離在內，這部分對人身自由的限制，不違反法律明確性原則，也未牴觸憲法第二十三條比例原則，與憲法第八條依正當法律程序之意旨尚無違背。」不過，司法院釋字第690號固然有說，要求確診者必須隔離確實有所本，但應注意的是——大法官只表示這些規範都是針對「人身自由的限制」，並沒有處理到被隔離的人能不能投票的問題。

因此，台灣現行規範並不是直接把「隔離」與不能投票畫上等號，而是因為隔離導致「不能出門去投票所投票」。相對於此，韓國透過修正《公職選舉法》，[1]確保確診隔離者的投票權。

本法修正起因於二〇二二年初，韓國舉行總統大選前，也發生了確診者不能投票的問題。對此，韓國國會迅速在同年二月十四日通過了《公職選舉法》修正案，保障確診隔離者可以在次月的第二十屆總統大選進行投票；且因當時正值疫情大流行，韓國政府更追加制定了《COVID-19確診者及隔離者投票指南》，確立分流投票等特殊投票流程。

實際的投票方式分成「事前投票」及「當日投票」兩種，確診者及隔離者必須持有保健所（相當於台灣的衛生所）所發給的投票指引。可以選擇：

1 在事前投票的外出許可時間內，到達事前投票所中的臨時計票處進行投票。

2 在投票當日，一般投票時間結束後，有一個半小時專門保留給確診者及隔離者，且需在指定的臨時計票處完成投票。

投票的流程則大致為：出示身分證及保健所的投票指引，讓選務人員確認身分；接著進行消毒，並需要配戴手套及口罩。投票過程使用一次性用品，離開投票所即丟棄於出口旁設置的廢棄物丟棄處，之後統一銷毀處理。

簡而言之，韓國採用分流投票的方式降低感染風險，在選務工作準備上雖然將增加一定的成本，但仍允許確診者在符合程序下出門投票，以保障其投票權。

根本解決問題，還是要靠「不在籍投票」？

依照現行的選罷法規定，選民必須「到戶籍地投票所」投票，造成了「外地工作者、海外國民、台商及確診隔離者」等人，雖然擁有投票權，但因難以抵達戶籍地，進而影響投票權益。

或許有不少人會想：「科技這麼發達，也不一定要直接到現場投票呀？」這正是接下來要討論的——不在籍投票是否可行？

不在籍投票的其中一種方式，也是最多國家（包含美、加、日、韓等）採用的，是所謂的「通訊投票」。舉例來說，海外國民或是遠地工作者，若經事先申請，會在投票期間內收到選票及信封，接著就必須在期限內圈選人選，並寄送至指定的選務部門，逾時則不予計票。

可惜的是，台灣目前並沒有「通訊投票」制度，主要是卡在許多未解爭議。贊成意見認為：推動不在籍投票選制符合世界潮流，且選舉為公民最基本的參政機制，公民投票則為實踐直接民主的途徑，兩者皆為憲法所賦予，且具有普世價值。為保障大眾的投票權益，增加民主正當性，應盡早推動不在籍投票選制。

反對者則主張「台灣目前外部威脅嚴重，尤其來往兩岸經商的台商眾多，如果真的實施，難保包含中國的海外不在籍投票不會被動手腳。應該三思，以免好的理想遭到中共利用」。

因此，台灣目前採行的，反而是較少見的「移轉投票」——依規定，就是把將投票地由「戶籍地移轉到工作所在地」的變通措施，但是必須限「戶籍地及工作地在同一選舉區，並在同一直轄市、縣（市）」，適用者也只有「投票所工作人員」。

現行投票方式如此侷限，壓縮人民行使投票權的空間；相較鄰近的日、韓，近年來都紛紛放寬投票制度，就讓我們一起來觀摩看看吧。

日本：很早就發展不在籍投票，並陸續放寬投票範圍

日本早在一九九八年就已經建立不在籍投票，如海外投票制度；雖然當時只限比例代表制的投票可以採行，但二〇〇五年時，最高法院大法庭認為應放寬限制，因此在二〇〇七年修法後，各選舉區的公職選舉都可以進行海外投票了。在二〇二二年五月二十五日後，最高法院大法庭更是一致認同，放寬海外投票的適用範圍，包含憲法規定的「國民審查」投票（即針對最高法院的法官任命表態）。[2]

韓國：二〇〇九年起，開放使用海外不在籍投票

從二〇〇九年二月十二日起，韓國通過《住民投票法》的修正案，賦予海外國民也可以參加「地域性公民投票」的權利。同時為配合修正，國家和地方自治團體對於前述公投的投票內容，需以韓文和外文併記。

韓國政府表示，這次修法是「為了保障海外國民參政權，且提高青年層的關心度而施行新法。這次的住民投票法修正，期待居民能積極參與地方自治。」

之後，在二〇一二年四月十一日的國會選舉，韓國第一次開放海外選民不在籍投票。到了二〇一七年，更實施在總統大選；根據國家選舉委員會的統計，當年有七百四十三萬人居住在國外。韓國總人口數約為五千一百七十萬人，也就是說，海外不在籍投票的實施，讓占了總人口數約一四%的海外選民，得以投下神聖的一票。到了二〇一七年四月，韓國又通過選舉法修正案，讓未設駐外公館的海外地區，也可在辦理領事業務的辦公室內，設置旅外選舉管理委員會；因此，當年度的韓國總統大選，就首次在台灣設立大選投票站——讓與韓國沒有建立正式外交關係的台灣，也參與了韓國的境外投票。[3]

為充分保障國民投票權，應盡速檢討相關制度

這次確診者是否能去投票，喚起大家對於投票權的關心。可惜的是，中選會最後仍表示，因為國內法律對於不在籍投票制度尚未有明確規範，因此不在籍投票或特設投票所「於法無據」。

確實，台灣目前不但對於不在籍投票制度缺乏規範，包含通訊投票、不在籍投票或特設投票所都沒有明文依據，就連「移轉投票」的變通措施都相當侷限。

筆者認為，健康權是憲法保障的權利，因此為了保護大眾的健康，發動必要隔離措施，應

該是合理的，但這並不等於確診者必須失去投票權。中選會以《傳染病防治法》和司法院釋字第690號解釋說明不能投票的正當性，其實是誤將人身自由限制跟投票權保障混為一談。

此外，國際交流頻繁，台灣希望與世界接軌，就不能一邊希望國民取得良好海外發展，還要回饋鄉土的同時，卻又限制他們的「不在籍投票權」。

至於反對者最擔憂的問題，像是「干擾民主」，可對比美國的通訊投票制度。回顧該國二〇二〇年的總統選舉，有三五％的選民以通訊投票完成——附帶一提，瑞士也有高達八成的選票，以通訊投票為之，並不會有人懷疑這些採行通訊投票的國家不是民主國家。僅以擔憂選票運送過程受操作，當作全面不採用「不在籍投票」的理由，需要提出更多的細緻討論（像是可否先在境內推動不在籍投票——如遠地工作、求學者，或選擇較具共識的選舉類型先行實施等）。

總的來說，確診者投票爭議反映的，並不只有現行法缺少相關規範的問題，更進一步的是如何完善我國民主制度、讓更多人可以充分表達自己的意見。因此，制度不足之處，都應該盡速檢討改進。

全文摘要

依現行《傳染病防治法》規定，防疫措施可以要求隔離，加上選舉罷免法規定，選民必須「到戶籍地投票所」投票，因此中選會認為目前確診者投票於法無據，進而出現人身自由、健康權及投票權等基本權利衝突的問題。

參照日韓，不但在各種選舉上都積極發展「不在籍投票」制度，完善遠地及海外國人投票權。在確診新冠肺炎的投票問題下，也分別有通訊投票、分流投票等應變措施，值得我國借鏡。

參考資料

林縉明，〈確診者不能投票遭批沒收投票權　李進勇提這些理由反駁〉，《聯合報》，二〇二二年十月二十日，https://udn.com/news/story/122682/6700347?fbclid=IwAR2NJk43KFVLKyW-P1LE9L_h1wY5JOaYIQvNoNZVtBkVjdu1NKB5ixXpGtg。

visualNews，코로나 19 확진자·격리자 투표안내，二〇二二年三月四日，https://www.korea.kr/news/visualNewsView.do?newsId=148899562&fbclid=IwAR3juyTBWz26fNSitF6b4V66RD01ivBjq475tGftlE7_1hr5XN6h2FQsAA。

議題研析，〈不在籍投票相關問題之探討，二〇一九年十二月〉，立法院，https://www.korea.kr/news/visualNewsView.do?newsId=148899562&fbclid=IwAR3juyTBWz26fNSitF6b4V66RD01ivBjq475tGftlE7_1hr5XN6h2FQsAA。

陳宇芊，〈國民黨提「海外不在籍投票」　陳子瑜：台灣外

部威脅嚴重　要三思〉，新頭殼，二〇二二年一月十七日，https://newtalk.tw/news/view/2022-01-17/697687。

在外日本人国民審査権確認等、国家賠償請求上告、同附帯上告事件，令和四年五月二十五日大法廷判決，https://www.courts.go.jp/app/files/hanrei_jp/190/091190_hanrei.pdf。

NHK，国民審査 海外在住日本人の投票認めないのは憲法違反か 2022年5月25日判決大法廷。https://www3.nhk.or.jp/news/special/kokuminshinsa/2021/after20220525zaigai.html?fbclid=IwAR24CCbE7lk8ikCMA94Lu3x0LetJ6QcGxW3MzUg95Uyqir9l8_dufLnsQFk。

駐日本國大韓民國大使館，韓国居住申告の在外国民に住民投票権を容認，二〇〇九年二月十三日，https://overseas.mofa.go.kr/jp-ja/brd/m_1049/view.do?seq=621605&srchFr=&amp%3BsrchTo=&amp%3BsrchWord=&amp%3BsrchTp=&amp%3Bmulti_itm_seq=0&amp%3Bitm_seq_1=0&amp%3Bitm_seq_2=0&amp%3Bcompany_cd=&amp%3Bcompany_n&fbclid=IwAR24CCbE7lk8ikCMA94Lu3x0LetJ6QcGxW3MzUg95Uyqir9l8_dufLnsQFk。

國際譯開罐，〈海外台灣人，何時才可以「不用回家，也能投票」？借鏡4個開放「不在籍投票」的國家〉，換日線，二〇二〇年一月四日，https://crossing.cw.com.tw/article/12817。

中央選舉委員會，在外選舉制度投票方法，https://www.nec.go.kr/site/abroadja/ex/bbs/View.do?cbIdx=1214&bcIdx=17852。

邱芷柔，〈確診者投票「韓國能為何台灣不能」中選會：於法無據〉，《自由時報》，二〇二二年十月二十六日，https://news.ltn.com.tw/news/politics/breakingnews/4102188。

王皓平，〈通訊投票不能再猶疑不前了〉，財團法人國家政策研究基金會，二〇二一年七月十九日，https://www.npf.org.tw/1/24145。

注釋

1 韓國《公職選舉法》第6條之3（感染病患者等之選舉權保障）規定：依「感染病之預防及管理相關法律」第41條第1項及第2項入院治療、居家治療等原因，或依第42條第2項1款在家或於設施中隔離中之人（下稱隔離者等），得為實行其選舉權而行動（第1項）。國家及地方自治團體為了完成讓隔離者等實行選舉權，應準備提供交通方式及此外之其他必要方案（第2項）。

2 除了選舉外，原本憲法中規定由國民進行「國民審查」的投票（例如憲法79條2項最高法院法官的任命等），並不在海外投票的適用範圍。但在二〇二二年五月二十五日，一群居住在海外而無法進行國民審查投票的日本人，提起訴訟認為：基於憲法第15條所保障的投票權，應該也要把國民審查納入。對此，最高法院大法庭一致認同：國民審查和成為議會制民主主義基礎的政治選舉，是不可或缺的制度。也就認為「國民審查不包含海外投票」的規定應屬違憲。自此，日本不僅政治選舉，

3 國民審查也能適用海外不在籍投票了。

實施的方式則是，將海外投票所設置在韓國的外交機關。投票時間在韓國當地選舉日的前第九到十四日，為期六天（以韓國時間為準）。投票時需要攜帶身分證明文件（如護照或駕照），投票的方式則一樣是在選票上蓋章。選票在海外投票期間結束之後，就會統一運回韓國。但要注意的是，韓國目前海外投票並不包含「全國性公投」和「地方選舉」。

第三部分

疫苗研發與施打的必備知識

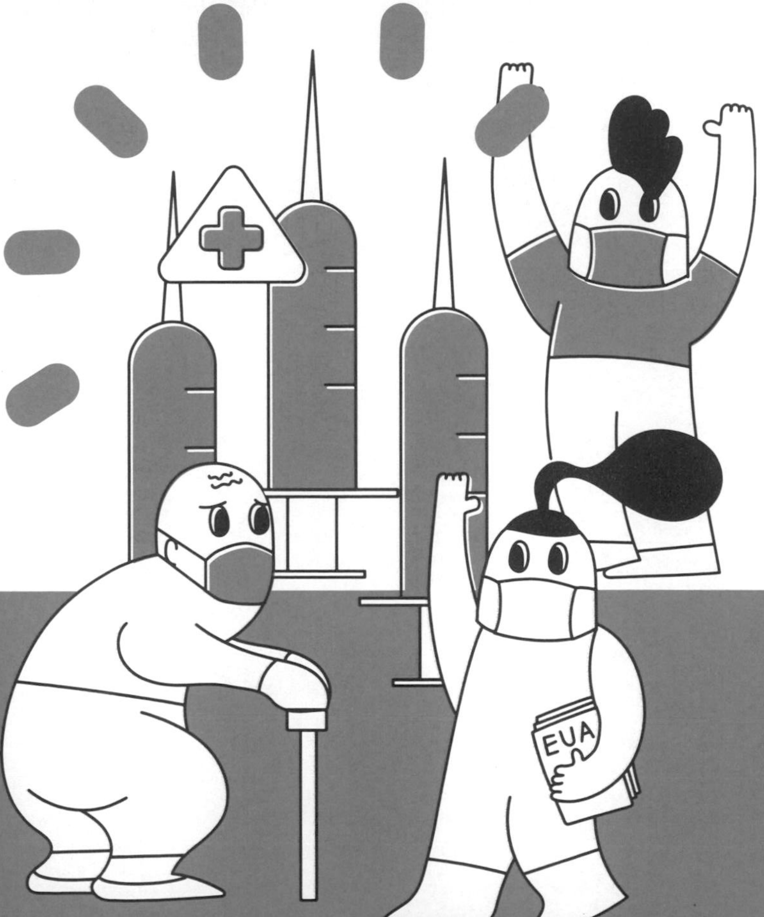

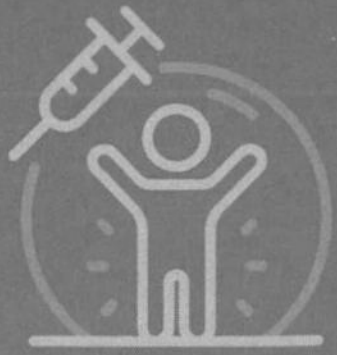

第三部分

疫苗研發與施打的必備知識

一、基礎概念

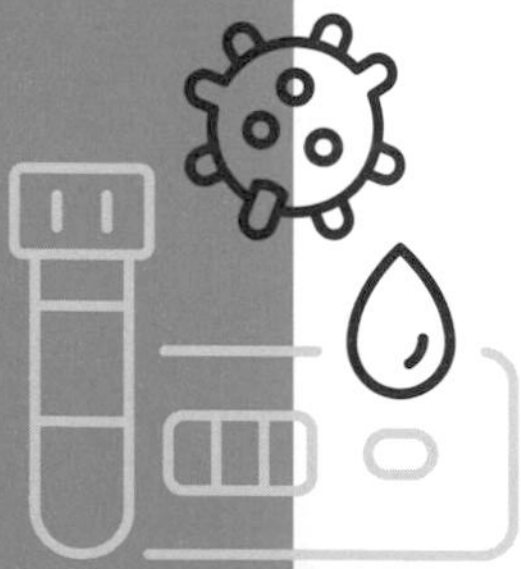

燃燒吧，小宇宙！

疫情之下，研發疫苗大絕招有哪些？

楊朝傑

一句評論

疫苗的原理，是利用人體免疫系統具有辨識敵我的能力，經由預先接種方式使人體主動產生抗體，以對抗未來病原體的侵襲。為了達此目的，科學家們施展種種手段而各顯其能。

延伸閱讀

古格里 ・ 祖克曼（Gregory Zuckerman）著，張玄竺、廖月娟、鍾榕芳、黃瑜安譯，《疫苗商戰：新冠危機下 AZ、BNT、輝瑞、莫德納、嬌生、Novavax 的生死競賽》（台北：天下文化，二〇二二）。

莎拉・吉爾伯特（Sarah Gilbert）、凱薩琳・格林（Catherine Green）著，廖建容、郭貞伶譯，《疫苗先鋒：新冠疫苗的科學戰》（台北：天下文化，二〇二二）。

《國家地理雜誌中文版：與病毒共存》，二〇二一年七月。

衛斯曼（Drew Weissman），〈mRNA 療法即將到來〉，《科學人雜誌》第二四三期，二〇二二年五月。

為了抵禦各種傳染病，除了運用藥物來克制病毒或細菌，人體自身的免疫力始終是最重要的一環——這樣在保護自身健康之餘，還能夠阻斷傳染病的傳播路徑。

這就像是為了撲滅森林火災所開闢的防火線，預先砍樹及清除枯枝落葉，一旦沒有燃料，就能阻止火勢蔓延；同理，群體當中，若有足夠多的人不易被感染，傳染病就難以再散播開來了。因此，廣泛施打疫苗，是讓人們獲得免疫力並對抗傳染病的一大絕招。

走入後新冠肺炎疫時代，台灣無論男女老少，大多數人都已施打過 COVID-19 的疫苗了，疫苗廠牌如 AZ、BNT、Moderna（莫德納）、高端疫苗等等，更是在新聞報導裡耳熟能詳。究竟各種疫苗是怎麼讓人體獲得免疫力的？就讓本文帶你簡單理解人體免疫系統的特性，並以近期各種 COVID-19 疫苗所運用的研發技術為例，說明相關原理。

「免疫記憶機制」能輕易地降服舊敵人

免疫記憶（immune memory）的作用在於，當曾經入侵體內的病原體再度入侵時，免疫系統能快速識別先前遇過的舊敵人，並啟動相應的免疫反應，進而排除該病原體。所謂兵貴神速，先發制人，趁著病原體還來不及坐大，免疫系統就已掌握了致勝先機。

所以，疫苗的首要作用就是讓免疫系統，在面對真正的敵人之前，可以事先預演一番——也就是運用疫苗，作為免疫系統的假想敵。不過，疫苗所帶來的演練，從技術層面上可以有很多不同方式；這就像是拳擊比賽之前，你可以練習跟師傅打或是跟沙袋打，學習成果當然也會隨之產生差距。

傳統疫苗直接用病原體製作，風險較高

使用「整個病原體」（whole-organism）是最傳統的疫苗策略，又可分為兩大類，「活的減毒疫苗」（attenuated）與「死的去活化疫苗」（inactivated），簡單來說就是將被「打殘」或被「打死」的病原體，用來作為免疫系統的假想敵。

傳統減毒或去活化疫苗的優點在於，可以模仿「自然感染」的免疫反應，當刺激免疫系統後，所產生的保護力較為持久。目前市面上的疫苗如流感疫苗、小兒痲痺疫苗等均是由這類傳統方法製備而來。

然而，無論是減毒或去活化疫苗，這兩類在製備時都需要培養大量的病原體，操作人員可能因病原體「去活化」不完全，而有較高的風險被意外感染。

而以 COVID-19 疫苗為例，中國科興疫苗（CoronaVac）即是使用較傳統的去活化疫苗方式製作，也就是以死掉的病毒屍體作為疫苗，根據研究統計其保護力[1]約為六五%。

時勢造英雄，首款 mRNA 疫苗應運而生

細胞內的分子都遵循著一條中心法則：「DNA→mRNA→蛋白質」。

簡單來說，基因（DNA）必須透過 mRNA 的仲介來傳遞製造蛋白質的訊息。而 mRNA 的全名為「傳訊核糖核甘酸」（messenger ribonucleic acid, mRNA），如同其名 mRNA 就是擔任「信使」（messenger）的角色，能承接上級 DNA 的指令，再引導後續蛋白質合成的步驟。

mRNA 疫苗的原理，是將病毒某些遺傳物質片段，製作成 mRNA 送入人體，而人體細胞可以直接讀取 mRNA 的訊息，進而合成出病毒的蛋白質。這些病毒蛋白質就是能夠引起人體免疫反應的重要抗原（antigen），也是疫苗能發揮作用的關鍵物質。

簡單說，任何可以引起免疫反應的物質即稱為抗原，疫苗研發的目的就是希望能提供人體近似於目標病原體的抗原；而當免疫系統實際上遇到該病原體時，就能出現免疫反應，將其消滅。

mRNA疫苗的優點是開發時程極快，只要擁有病毒的序列，可以立即把其中的序列片段製成mRNA疫苗，並以人體作為直接合成病毒抗原的代工廠，而無須體外的抗原製備過程。但缺點是mRNA分子並不穩定且保存不易，如mRNA對熱敏感，很容易被普遍存在於環境或皮膚上的RNA酶（RNase）分解，因此mRNA疫苗必須依靠超低溫的冷鏈系統來運輸。

就在嚴峻的COVID-19疫情下，時勢也催生出人類史上首款的mRNA疫苗。疫苗廠牌Moderna與BNT兩家推出的COVID-19疫苗，已在全球廣泛施打，使用的即為當時最新的mRNA技術，根據研究統計兩種疫苗的保護力皆約為九五％。

DNA疫苗的開發緊追在後

DNA疫苗與mRNA疫苗的原理相似，也是只需擁有病毒序列就能製備，兩者差異在於進入體內表現病毒抗原的載體從mRNA換成DNA。另一個差異則是，DNA疫苗必須送進細胞最裡層的細胞核才能發揮作用，而mRNA只需進入細胞質即可。

DNA疫苗的優點也是開發時程較短，同樣為利用人體細胞作為病毒抗原的代工廠，而DNA的結構比mRNA穩定，所以比較方便保存與運送。但缺點是DNA需要特殊的傳輸技術才能進入細胞核，而要從細胞外部將DNA送入細胞核內是比較困難的。除此之外，在疫苗的設計開發上，還要避免DNA嵌入到人體基因組而導致突變的風險。

在截稿前，目前僅在印度批准了全球第一個針對COVID-19的DNA疫苗，是由印度藥廠Zydus Cadila開發的ZyCoV-D疫苗，其保護力約為六六％。

還可以運用「弱病毒或其空殼」搭配抗原，引發免疫反應

前述的mRNA或DNA疫苗是利用「人體細胞」作為病毒抗原的代工廠；下面要介紹的疫苗技術則都是在「人體外」製備病毒抗原，而不同技術差異只在於運用的載體有所不同而已。

先來談談重組病毒疫苗與類病毒顆粒疫苗。重組病毒疫苗是利用活的「弱病毒」作為載體，並加入能表現出病原體抗原的基因；而類病毒顆粒疫苗則是利用不具病毒遺傳物質的「病毒空殼」作為載體，並加入病原體抗原的蛋白質。

這類體外製備病毒抗原的缺點是，技術門檻較為複雜，要耗費的時程也比較久；但好處是利用弱病毒作為疫苗，弱病毒能在被感染的人體內複製，通常可引發較佳的免疫刺激能力；而不具感染力的類病毒顆粒疫苗，其安全性較高，但免疫刺激效果稍差。

在已批准的 COVID-19 疫苗中，由 AstraZeneca（AZ）及 J&J/Janssen 所開發的疫苗，即為運用對人體無害的「腺病毒」作為載體的重組病毒疫苗技術，根據研究統計兩種疫苗的保護力約為七〇%。

運用「病毒身上的零件」當作抗原

最後，科學家還可以從病毒身上找出部分結構，當作最適合當「抗原（假想敵）」的蛋白質，接著運用體外培養細胞的生物技術來大量生產此種抗原，再經純化後即可作為疫苗的原料，這類技術就被稱為「重組蛋白疫苗」。

由於只是運用不具感染性的病毒零件作為疫苗，其安全性較高，然而因為蛋白質結構複雜，使得臨床試驗前期要花費較多的功夫，來蒐集確認抗原抗體反應的實驗數據。此外，一般的重組蛋白疫苗能引起的免疫性較低，通常需要配合佐劑（adjuvant）[2]一同注射到體內，才能誘發較強的免疫反應。

台灣的高端疫苗公司所使用的就是重組蛋白疫苗技術，其 COVID-19 疫苗的保護力，尚待第三期臨床試驗結果揭曉。

迫於疫情，在各國法規鬆綁及大筆資金援助研發的加速下，多款COVID-19疫苗才能即時推出，但不管是哪種疫苗技術，只要能安全地提供足夠保護力，都是很好的選擇，這樣不知道大家對於人體的免疫系統，還有疫苗運用的研發技術，是否有更深一層的了解呢？

全文摘要

疫苗的關鍵，是產生能夠引起免疫反應的抗原。無論是使用「整個病原體」的傳統方法，或是將病原體的遺傳物質片段「mRNA或DNA」送進人體細胞製造抗原，或運用無害的「弱病毒」作為載體感染人體以製造抗原，還是在體外直接製造出抗原，都是有效的疫苗手段。

參考資料

林宜玲，《後基因體時代之生物技術》，第二十三章〈人體疫苗之發展〉，二〇〇三。

Bellamkonda, et al. Immune Response to SARS-CoV-2 Vaccines. Biomedicines 2022,10, 1464.

黃勁勳、劉玳縈、張錦俊，〈新冠病毒（COVID-19）疫苗開發公共研發投資組合評估：以CEPI為例〉，科技產業資訊室，https://iknow.stpi.narl.org.tw/Post/Read.aspx?PostID=16421。

柯皓翔，〈【全球疫苗競速關鍵】8種疫苗比一比，台灣競爭潛力在哪裡？〉，報導者，https://www.twreporter.org/a/

covid-19-taiwan-vaccine-protential。

Khobragade A, et al. Efficacy, safety, and immunogenicity of the DNA SARS-CoV-2 vaccine (ZyCoV-D): the interim efficacy results of a phase 3, randomised, double-blind, placebo-controlled study in India. Lancet. 2022 Apr 2;399(10332):1313-1321.

COVID19 Vaccine Tracker 網站：https://covid19.trackvaccines.org/

黃立中、曾詩雁、湯念湖、黃敏偉、李世強，〈新冠疫苗研發技術回顧〉，《醫學與健康期刊》第十一卷第一期，二〇二二年三月一日。

注釋

1 疫苗保護力：意指接種疫苗的人群與沒有接種疫苗的人群相比，減少了多少罹病、重症或死亡的風險。

2 所謂佐劑，本身不具有抗原特性，但與抗原一同注射到體內能增強或改變免疫反應。

疫苗到底要打幾劑？混打怎麼打？

疫苗免疫力的二三事

蔣維倫

一句評論

策略沒有好壞，當下能有效推動的，就是好方法。

延伸閱讀

蔣維倫，〈人類啊，選擇你的武器吧！論 COVID-19 次世代疫苗〉，科學月刊，二〇二二年十一月十七日，https://www.scimonth.com.tw/archives/6079。

蔣維倫，〈Omicron 崛起後的下一步？——新冠病毒演化的 3 種可能〉，泛科學，二〇二一年十二月十四日，https://pansci.asia/archives/337440。

蔣維倫，〈怎麼設計出一支疫苗？先從了解人體內的免疫機制開始〉，科學月刊，二〇二二年二月一日，https://www.scimonth.com.tw/archives/5589。

廣泛施打疫苗，是人們獲得免疫力並對抗傳染病的一大絕招。以 COVID-19 為例，疫苗開打後，即有許多質疑的聲音出現：「為什麼要打那麼多劑？」、「好疫苗應該要一劑就終身有效啊！」等等。

就讓我們從 COVID-19 的故事反思疫苗研發，想想若全新病毒突然出現，科學家該怎麼做？藥廠又怎麼決定要打幾針？

要先找出病毒入侵的鑰匙

病毒像個小偷，拿著自製鑰匙挨家挨戶地試試，若某副鎖頭恰好被鑰匙旋開，就能進門偷個精光。

引起 COVID-19 的 SARS-CoV-2 冠狀病毒，手上的自製鑰匙就是棘蛋白；它能辨識細胞表面的受器，引發變化讓細胞吞入病毒，讓病毒能接著控制細胞。

但這只不過是事後諸葛，早在本世紀初，香港（二〇〇二年 SARS）、中東（二〇一二年 MERS）分別爆發兩次冠狀病毒的疫情，皆造成數百人死亡。面對兩次戰役的苦果，科學家針對冠狀病毒家族努力研究，試圖在「未來第三種高致死冠狀病毒」出現前，開發出疫苗。

二〇一六年，美國科學家發表棘蛋白的相關研究，才確定「棘蛋白」可誘發免疫系統產生反應，是放入冠狀病毒疫苗的最佳抗原；[1]實驗過程中，還能在小鼠模型裡，產生高效的抗體，[2]成功避免動物被 MERS-CoV 感染。

科學家沒想到的是，僅過了三年，那個「未來第三種高致死冠狀病毒」就問世了。

如何確認疫苗產生足夠的抗體？

如果 COVID-19 疫苗成功地讓人體產生「辨認棘蛋白的抗體」；那麼，它要怎麼保護我們？當接種疫苗或自然感染冠狀病毒後，在我們身體的抗體裡，有些能「黏住棘蛋白關鍵位置」，進而預防棘蛋白和細胞表面受器結合——這些能直接阻擋病毒和細胞結合，中和病毒毒性的抗體，就是「中和抗體」（neutralizing antibody）。

由於疫苗臨床試驗中，不可能直接把病毒往受試者臉上噴，所以得用比較間接的方法，去量測疫苗的成效。在 COVID-19 疫苗的臨床試驗裡，大致都會如下評估中和抗體的表現：[3]

1 取得受試者血清，並稀釋為原來的二分之一、四分之一……多種濃度；

2 將固定數量病毒混入上述血清後，倒入細胞培養皿；

3 辨認「最低且能抑制病毒結合細胞」的濃度；

4 比較不同條件的受試者和恢復結果，進而選擇最佳的疫苗劑型。

在研發早期，各家疫苗都採用了多種濃度、不同劑數的策略進行研究。以輝瑞—BNT疫苗為例，試驗了三種濃度；而 Novavax 測試兩種濃度、單劑或兩劑。而藥廠根據各組，與康復者其中和抗體的表現，決定選擇何種組合進入第三期的臨床試驗。

當然，除了「疫苗組的中和抗體表現，跟康復者的不能差太多」以外，藥廠還會考量很多因素，如：「副作用不能過於嚴重」、「有效劑量越低，產能越快」、「挨越少針，民眾施打意願越高」等等。

由於考量點眾多，因此最終劑型，不見得是中和抗體濃度最高的組合，決定該打幾針是綜合了「中和抗體濃度與表現」、「副作用強度」、「民眾順從度」、「產能」等因素，使藥廠在這麼多的因素當中，才選擇了最終的劑型。

那為何打一劑，還要打兩劑以上？

那既然都打完藥廠建議的劑量，怎麼還有所謂的「加強劑」呢？這是因為「抗體的衰退」和「變異株病毒的崛起」。

沒有國家是天天實彈演習的，人體也一樣。抗體畢竟是用來「剿滅現在的敵人」，隨著外敵清除、抗體自然也會慢慢消失。以COVID-19康復者的長期追蹤為例，推測抗體的半衰期約一百零八天。因此，即使沒有外部因素，只要COVID-19還在地球上，每個人都一定會打到第三、四、五……劑。

而且更麻煩的，是「變異株的崛起」。每次感染新的人體，病毒就獲得一次演化的機會；截至二〇二三年二月，感染人數全球已突破六億人，等於給了病毒抽了六億多張的突變卡牌；只要幾隻病毒抽到神卡、產生突變棘蛋白的子代，就會讓初代疫苗誘發的抗體陷入「臉盲」，認不得突變過後的棘蛋白。

那為了解決「抗體臉盲」的問題，可以選擇兩種策略：重新開發針對突變棘蛋白的次世代疫苗，或補打初代疫苗，拉高體內抗體濃度（有點像是：一個人打不過你，那就找十個人來）。策略沒有好壞，當下能有效推動的，就是好方法。

那混打可以嗎？還會有效果嗎？

既然疫苗要打第三劑以上，那我該選哪家的疫苗打？

回首新冠肺炎的發展，英國是個對自己處境很清晰的國家。早在二〇二一年初（當時大家的第一劑疫苗才剛開打），英國就判斷第三劑的必要性，即啟動了臨床試驗（COV-BOOST），並在該年底發表成果，針對不同廠牌 COVID-19 疫苗混打的結果，成了最完整的研究。

該研究觀測「中和抗體增加幾倍？」和「被活化的免疫細胞增加幾倍？」等議題，藉此歸納出「如果我之前接種兩劑ＡＺ（或輝瑞—ＢＮＴ），那第三劑應該打啥品牌比較好？」的資訊（按：實施研究時，英國普遍施打此兩種品牌）。

結論指出，當前兩劑都是ＡＺ疫苗時，在「抗體」方面，ｍＲＮＡ疫苗最能提高中和抗體：莫德納提高約三十四倍、輝瑞—ＢＮＴ提高約二十四倍；若打Novavax則提高十倍。其次則是腺病毒疫苗：嬌生約五倍。若三劑都打ＡＺ疫苗則僅提高三點六倍。

而針對免疫細胞（例如免疫系統中很重要的「Ｔ細胞」；本名詞的討論，詳見〈什麼是疫苗的緊急使用授權（ＥＵＡ）？過去有何爭議，未來如何改善？〈科學篇〉〉），仍是以ｍＲＮＡ疫苗的莫德納（增加六倍）和輝瑞—ＢＮＴ（增加四倍）為最優選；Novavax和嬌生都能增加四倍。若三劑都打AZ疫苗，則對活化T細胞沒有幫助。

另一方面，當前兩劑都是輝瑞—BNT疫苗，在「前兩劑都接種輝瑞—BNT疫苗」組，其結果和「前兩劑都接種AZ疫苗」幾乎一樣。

「抗體」方面，mRNA疫苗依舊最佳；莫德納提高約十三倍、輝瑞—BNT提高約七倍。其他疫苗表現相似；嬌生疫苗增加五倍、Novavax增加四點五倍，而AZ疫苗增加四倍。「T細胞」方面，莫德納提高約五倍、輝瑞—BNT提高約三倍。其他疫苗能力相仿，都僅增加兩倍左右。

無論如何，不管從中和抗體或T細胞反應而言，mRNA疫苗都是第三劑的最優選擇。當然，前提是民眾願意挨針；在這場COVID-19大戰裡，最大的反派不是病毒，而是懷疑科學的人。

全文摘要

疫苗打幾劑的考量點眾多，因此最終劑型，不見得是中和抗體濃度最高的組合，決定該打幾針是綜合了「中和抗體濃度與表現」、「副作用強度」、「民眾順從度」、「產能」等因素，使藥廠在這麼多的因素當中，才選擇了最終的劑型。

參考資料

Prefusion Coronavirus Spike Proteins and Their Use. US National Institutes of Health/NIH, https://www.techtransfer.nih.gov/tech/tab-3261

蔣維倫，〈落後的 COVID-19 疫苗難進行三期臨床試驗，該怎麼辦?〉，科學月刊，二〇二一年七月十二日，https://www.scimonth.com.tw/archives/5249。

Alasdair P S Munro, Leila Janani, et. al. (2021) Safety and immunogenicity of seven COVID-19 vaccines as a third dose (booster) following two doses of ChAdOx1 nCov-19 or BNT162b2 in the UK (COV-BOOST): a blinded, multicentre, randomised, controlled, phase 2 trial. The Lancet. DOI, https://doi.org/10.1016/S0140-6736(21)02717-3.

注釋

1 簡單說，任何可以引起免疫反應的物質即稱為抗原。除科興、國藥疫苗外，其他常見之 COVID-19 疫苗，皆採用棘蛋白為抗原。

2 精準講，這裡是指中和抗體。每支抗體都會抓住病毒不同部位，若抗體抓對位置，便能保護細胞不受病毒入侵、降低病毒對人體的毒害致死性，因此可被視為「中和」病毒毒性。

3 這裡採用的是幾何平均校價（Geometric Mean Titer, GMT），這是一種測量體濃度方法，是在臨床評估上很重要的指標。由於各實驗室的步驟細節都不同，因此「標準化」中和抗體實驗是重要的，否則不同的數據之間可能無法比較。

疫苗副作用好可怕？科學家如何努力降低風險？

黃馨弘

一句評論

副作用和不良反應，會直接影響人們打疫苗的意願；科學家以嚴謹的開發過程，努力提升疫苗安全性。

延伸閱讀

布蘭登・波瑞爾（Brendan Borrell）著，吳國卿、王惟芬、高霈芬譯，《疫苗戰爭：全球危機 Covid-19 疫苗研發揭密，一場由科學家、企業、政府官員交織而成的權力遊戲與英雄史詩》（新北：聯經，二〇二一）。

莎拉・吉爾伯特（Sarah Gilbert）、凱薩琳・格林（Catherine Green）著，廖建容、郭貞伶譯，《疫苗先鋒：新冠疫苗的科學戰》（台北：天下文化，二〇二二）。

布萊恩・迪爾（Brian Deer），林曉欽譯，《反疫苗戰爭：一個野心勃勃的醫生，一篇只有 12 位個案的偽科學論文，如何欺騙了全世界？讓英國人付出了一整個世代的慘痛代價！》（台北：商周，二〇二二）。

多數人對於開發疫苗、製造疫苗或是測試疫苗的過程都是相當陌生的。過程中涉及的科學技術，更只是少數人在實驗室裡的專業知識。但隨著新冠疫情的發展，這些統計數據、標準作業流程、分子生物學的名詞，開始天天出現在報章雜誌上，成為了你、我常態生活中不得不了解的一環。

而為了緩解疫情，疫苗施打更是不可或缺的步驟，但疫苗的副作用和安全性，在輿論上經常成為爭執的焦點。如何用科學眼光看待「副作用」？為了開發新疫苗，加速審查流程，安全性又該如何確保？這不但是許多人的疑問，也直接影響了許多人接種疫苗的意願。翻開本文，在下次疫情來襲前，我們可以有更多了解。

好擔心？副作用與藥物不良反應，有何不同？

接種疫苗後的不適，大致可分為兩類：副作用與藥物不良反應。兩者的差別表現在「發生機率」與「處理方式」。

接種疫苗後產生的「副作用」，指的是很有可能發生（約有十分之一以上的人有類似經驗）、在臨床試驗中被記錄到，但並不危及生命，也不會造成永久傷害的輕微不適。

醫學上一般不會特別治療副作用。因為接種之後，雖然可能會有幾天不大舒服，但副作用通常會很快好轉；除非當副作用明顯影響生活，才會考慮針對症狀進一步治療。常見的疫苗副作用像是：注射疫苗後的輕微發燒、注射部位周邊輕微的紅腫、疼痛等。

至於「藥物不良反應」則嚴重得多，指的是發生機率非常低（萬分之幾以下）、甚至在臨床試驗時沒有被發現，那些較為嚴重的反應。例如，注射藥物後，對注射物發生嚴重過敏，導致呼吸困難，甚至危及生命等反應。

以 COVID-19 疫苗為例，可能會引起哪些副作用與不良反應？

根據中央流行疫情指揮中心整理，目前市面上三種主要疫苗，在第三期臨床試驗最常出現的副作用包括：注射部位疼痛、疲勞、頭痛、全身肌肉痛、畏寒、發燒（指體溫升高超過三十八度）等狀況（詳細各牌數據，請參下表）。如同前述，這些症狀只要不要惡化，都只是暫時的副作用；在施打時固然要留意，卻也不用太過擔心。

　　換句話說，疫苗引起的副作用，多半在一到三天內慢慢恢復，並不會出現嚴重咳嗽、流鼻水等呼吸道症狀。如果打完疫苗後幾天內出現乾咳、喉嚨痛、腹瀉、嗅味覺異常或是呼吸急促，都應該進行篩檢，確認一下是否有得到新冠肺炎的可能。

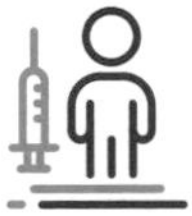

接種COVID-19疫苗後一般副作用出現頻率

（第三期臨床試驗）

副作用	AZ	BNT/輝瑞	莫德納(Moderna)
注射部位疼痛	54.2%	54.2%	54.2%
疲倦	53.1%	53.1%	53.1%
頭痛	52.6%	52.6%	52.6%
肌肉痛	44.0%	44.0%	44.0%
畏寒	31.9%	31.9%	31.9%
關節痛	26.4%	26.4%	26.4%
發燒(>38度)	7.9%	7.9%	7.9%

注：一般副作用發生頻率：（1）年長者發生頻率低於年輕人；（2）腺病毒載體疫苗（如AZ疫苗）之第一劑高於第二劑；（3）mRNA疫苗（如BNT／輝瑞和莫德納疫苗）之第二劑高於第一劑。（資料來源：2021/2/23 中央流行疫情指揮中心）

至於我們常聽到「疫苗認證年輕人」的說法，倒也不是完全沒有根據。由於年長者的免疫系統較難誘發免疫反應，所以根據美國ＦＤＡ二〇二〇年十月的調查報告指出：當十八到六十四歲的年輕族群施打 Moderna 疫苗後，有將近五七％的人會出現副作用；六十五歲以上的年長者，只有四八％的人出現副作用。女性對於免疫系統的副作用也相對較明顯，原因可能與雌激素能夠刺激免疫系統有關。

談完了副作用，那來說說不同疫苗之間的嚴重不良反應。例如有報告指出，接種ＡＺ和嬌生的新冠疫苗後，在頭四到二十八天之內，若出現嚴重的持續性頭痛或嚴重胸痛，就要懷疑是否發生「血栓併血小板低下症候群」（Thrombosis with Thrombocytopenia Syndrome, TTS）——目前認為，發生機率大約為百萬分之一。而莫德納疫苗與ＢＮＴ疫苗，則傳出過心肌炎以及血栓的報告，但發生機率都極低，也都有相對應的治療方式。

另外，有極少數的接種者，會對疫苗的佐劑或製造過程中的相關成分發生嚴重過敏，可能會在接種後三十分鐘內出現喘、呼吸困難、全身紅疹等急性過敏反應。由於各國的接種過程，都涉及大量人力，目前多半難以安排個別民眾在接種前，提前了解疫苗過敏的狀況；所幸這樣的案例還算稀少，不會對絕大多數人帶來困擾。

科學如何降低發生副作用等問題的風險？

再以新冠疫苗為例，從開發到配送的過程，可說是世界各國的科學家、藥廠與衛生組織，最具效率的一次跨界合作。不但要確保新的疫苗足夠安全外，還要確定能誘發足夠的中和抗體，並加速臨床試驗的流程，以便盡快將疫苗送到需要的地方。

回顧開發疫苗的傳統流程，尋找適合的藥物分子和臨床試驗是最曠日費時的過程。在開發前期，科學家必須選定足以誘發人體免疫系統產生免疫力的抗原，製成初步的疫苗。然後，再從小型的哺乳動物（例如大鼠）開始，觀察副作用與中和抗體的濃度；如果實驗結果如同預期，才會逐漸進到非人的靈長類等實驗動物。

藉由一層層緩慢前進的過程，排除可能產生毒性（例如，動物出現嚴重過敏），以及無效的疫苗製劑。光是臨床試驗前期，很有可能就會花上五到十年不等的時間。

而當候選疫苗通過臨床試驗前期後，就會進入三個階段的臨床試驗，開始把新的疫苗施打在人類身上。

第一階段的臨床試驗，通常會選擇為數較少、免疫功能健全的健康成人作為受試者，評估疫苗施打於人體內的安全性。第二階段的臨床試驗，則會進一步探討疫苗的免疫性與安全性，以便找出最適合的施打劑量、間隔時間等資訊。

第三階段的臨床試驗的目的，是要在上市前，對安全性與疫苗的效果進行更嚴格的評估。第三階段的臨床試驗多半是雙盲試驗，實驗設計上更為嚴謹——像是莫德納疫苗，在二〇二〇年七月，就於美國將近一百多個臨床研究地區，招募了三萬名受試者。此外，本階段也會希望能夠納入各種群體，像是懷孕婦女等高風險族群，以保持受試者的多樣性。

一切等到三階段的臨床試驗和安全性評估都完成後，藥品監管單位原則才會給予核可上市，讓一般民眾也能施打（至於為了趕快讓疫苗上路，我們在報章雜誌上看到的緊急使用授權？請詳見接下來的兩篇文章）。

又快又完美，且無副作用的疫苗有可能存在嗎？

檢閱現實世界的數據就能了解，即便是同一種疫苗，不同人感受的副作用也會有極大差異。要如何在維持疫苗作用的前提下，選擇對多數人相較溫和的疫苗配方，排除疫苗成分中可能造成副作用的材料；這一切，不但需要相當漫長的試誤過程，也需要思考是否有取代品的可能。

目前研發疫苗的科學家只能仰賴過去的研發經驗，盡可能選用經驗上較無副作用的材料，透過搭配，打造疫苗成品。但更動疫苗配方，又常常會影響到疫苗效力或是提高生產難度。考量大型疫情的發展總是相當迅速，要如何在短時間內製造出有效、副作用低、技術成熟又能夠快速大量生產的疫苗，對科學家來說是場絕對艱難的戰役。

雖然研發相當辛苦，那麼未來是否有可能製造出有足夠效力，但沒有副作用的完美疫苗呢？這點確實是有可能的，科學界為了這樣的理想境界，迄今仍繼續朝著各種不同方向研發中。

例如日本 VLP Therapeutics 近期就針對新冠肺炎，發布了一款次世代疫苗。這種疫苗所產生的棘蛋白分子更小，預期的注射劑量也只有現在的十分之一到百分之一，就能產生足夠的抗體，且減少更多的副作用。相信在不久的未來，在科學的持續發展下，疫苗也能順利提供給較為敏感的族群使用，值得期待。

全文摘要

從開發到配送，施打疫苗的整個過程，可說是各國科學家、藥廠與衛生組織，講究效率的跨界合作。不但要確保新的疫苗足夠安全，還要確定誘發足夠的中和抗體，並盡量加速臨床試驗的流程，以便更快把疫苗送到需要的地方。未來，在科學層層的把關與升級下，也許有朝一日會出現幾無風險的完美疫苗。

參考資料

Vaccine Research & Development. https://coronavirus.jhu.edu/vaccines/timeline

《血栓併血小板低下症候群（Thrombosis with Thrombocytopenia Syndrome, TTS）臨床指引》，https://www.cdc.gov.tw/Uploads/bb89c3ab-4544-43a3-8b32-9ba5eea342f8.pdf。

Moderna announces omicron-containing bivalent booster candidate mrna-1273.214 demonstrates superior antibody response against omicron. https://investors.modernatx.com/news/news-details/2022/Moderna-Announces-Omicron-Containing-Bivalent-Booster-Candidate-mRNA-1273.214-Demonstrates-Superior-Antibody-Response-Against-Omicron/default.aspx

什麼是疫苗的緊急使用授權（EUA）？過去有何爭議，未來如何改善？

（科學篇）

蔣維倫

一句評論

用科學與溝通，做國產疫苗最好的靠山。

延伸閱讀

Tina Chen，〈通過 EUA 審查的國產高端疫苗，真的安全有效嗎？——從美國 FDA 許可審核的三大要點分析〉，泛科學，二〇二一年八月二十七日，https://pansci.asia/archives/328963。

蔣維倫，〈意外不只帶來新發現，也可能引發重大悲劇——疫苗科學的里程碑（二）〉，泛科學，二〇二一年五月二十三日，https://pansci.asia/archives/321820。

蔣維倫，〈mRNA 疫苗也會失敗？在三期試驗鎩羽的德國 CureVac 疫苗〉，泛科學，二〇二一年七月五日，https://pansci.asia/archives/324982。

二〇二一年五月，萬華爆發 COVID-19 本土疫情，當時台灣手上的疫苗、僅有 AZ 疫苗（商品名：Vaxzevria）可供施打。全台人心惶惶，甚至有權貴插隊打疫苗的爭議產生。（詳情請看後文〈誰該優先施打疫苗？怎麼分配才能讓人民信服？〉）

當時，除了採購外國疫苗，疾病管制署也向國內的聯亞、高端預訂——待兩廠商的 COVID-19 疫苗，通過台灣的緊急使用授權（Emergency Use Authorization, EUA），即可出貨。簡單來說，為了因應疫苗的急迫需求，主管機關很希望在符合科學與法規的前提下，加速疫苗審查，無須跑完全部正常程序，就能及早讓大眾施打疫苗。

該年六月十日早上，食品藥物管理署（簡稱食藥署）公布本土 COVID-19 疫苗 EUA 標準；當日下午，高端疫苗發表 COVID-19 疫苗二期臨床解盲結果。兩則資訊發布時間非常接近，引起巨大爭議。

讓我們拋開政治紛爭，用新冠肺炎的發展，從科學角度回顧：台灣的 COVID-19 疫苗 EUA，有哪些爭議？

先來談談，啟動緊急使用授權的科學需求

現代疫苗、藥品的臨床試驗研發非常花錢耗時，動輒十數年。以HPV（人類乳突病毒，Human papillomavirus）疫苗為例，從一九九一年首次人工合成抗原，到二〇〇六年疫苗上市，就耗時十五年。

然而，少數傳染病之迅猛，完全超脫人類之經驗。由於正常程序過於耗時，因此各國認可在「重大危害」時，藥物或疫苗有「最低、可接受的療效／副作用」，即可「暫時地」開放予人民使用。

COVID-19並非首個啟動EUA的傳染病。以美國為例，就曾在H1N1豬流感、伊波拉病毒爆發時，給予部分藥物／疫苗EUA。而EUA也不是永久有效，H1N1流行結束後，其EUA就停止授權；COVID-19期間，美國也曾對「羥氯喹」發給EUA，後因證明無效而收回。

針對 COVID-19 疫苗，美國開放緊急使用授權的標準

二〇二〇年三月起，美國本土 COVID-19 疫情迅速爆發，美國食藥署（U.S. Food and Drug Administration）於該年六月，公布 COVID-19 疫苗 EUA 的標準：⑴要足夠有效：三期試驗下，和安慰劑組相比，疫苗組的保護力最低五〇％；⑵要足夠安全：針對三千人以上、追蹤至少兩個月（中位數）。

從公布標準到首支疫苗發表試驗成果，歷時約半年；美國 COVID-19 疫苗的專家審查過程，令人印象深刻。不僅會議前兩天就公開所有書面資料，更全程會議直播——盡可能地取得民眾的信任，且尊重科學的討論。

開放台灣本土 COVID-19 疫苗緊急使用授權的科學爭議，攤開台灣開放 EUA 的標準：

1 是否有效的門檻：無須採取三期試驗，但不可以比 AZ 疫苗所產生的中和抗體表現差（這樣的比較模式，即稱為免疫橋接／Immuno-bridging，而什麼是中和抗體？請見前文〈疫苗到底要打幾劑？混打怎麼打？——疫苗免疫力的二三事〉的說明）；

2 確保安全的門檻：三千人以上、追蹤至少兩個月（中位數）。

相較美國，台灣開放本土疫苗緊急使用的授權規定，寬鬆許多；更令人驚訝的是，專家審查竟然選擇不公開會議資料、不採行直播，民眾只能透過新聞稿得知疫苗審查的最終結果。台灣食藥署對於民意和科學的態度，也大大提高輿論對於本土疫苗的疑慮。

如同美國EUA言明，疫苗必須在「有疫情的真實世界」裡接受考驗；實驗室數據再漂亮，最終審核只認定疫苗在現實裡的表現。簡單、根本、無爭議。

但二〇二一年的台灣，幾乎是個沒有疫情的平行宇宙，受試者幾乎不會在日常裡遇到病毒，也就不大可能獲得疫苗在「真實世界」運作的數據（萬華雖然有社區感染，但該波疫情其實非常小）。

因此，台灣食藥署放寬標準，認為本土疫苗「無須三期臨床試驗」，僅需「證明抗體和AZ疫苗相當」即可。但是，寬鬆的認定，隱含著二個未知和一個風險。

未知一：抗體＝疫苗保護力嗎？

當初支持台灣食藥署的人認為「中和抗體的表現，可直接換算疫苗保護力」，特別是該年五月於《自然醫學》（*Nature Medicine*）刊登的研究。該論文找了七家不同廠牌的 COVID-19 疫苗，從該等公開數據，得出從「中和抗體的表現」預測「真實保護力」的模型。[1]

在此模型下，似乎可直接用「第一、二期試驗下，中和抗體的表現」，換算出「第三期試驗的保護力」。而這裡的表現，精確講是中和抗體的「效價」——意思大概就是：若疫苗能有效誘發免疫力，在人體內產生足夠的中和性抗體，那接種者的血清，即使被稀釋到極稀的濃度下，內含的抗體依舊能辨認、中和病毒，進而減少細胞死亡。

因此，「效價」的用意就在觀察：拉高稀釋倍數後，血清裡的抗體是否仍保有中和力；若有，表示中和抗體的效價越高。

回到前面的預測模型，舉例來說：若候選疫苗誘發的抗體表現約康復者的二〇％，那麼依照該模型預測該疫苗三期試驗的保護力將為五〇％。

而團隊將印度疫苗 Covaxin 的抗體數據套入此模型，預測其保護力為七九・六％，而該藥廠公布之三期試驗保護力為八〇・六％。其預測可謂神準！

但，僅一個月後，反例就出現了。

同年六月十六日，同為 mRNA 疫苗技術的德國藥廠 CureVac，公布三期試驗結果是四七％。

尷尬的是，該疫苗在臨床一期的中和抗體效價，約為康復者的一半強度（CureVac：

五十七，康復者：一一三），若對照預測模型，其保護力應和嬌生疫苗（Ad26.COV2.S）相仿、約六〇%至七〇%；但結果僅四七%，遠低於預期。

CureVac的結果，明顯賞了「抗體表現／效價＝疫苗保護力」的觀念一巴掌。

未知二：T細胞呢？

而台灣EUA只看抗體、忽略T細胞的規則，也令人擔憂。

基礎免疫學告訴我們，身體要主動產生免疫時，有兩個重要的角色——抗體和T細胞。抗體屬第一線防禦，在病毒漂流在血液、體液時，抗體會黏住它們、進而阻止病毒鑽入細胞；換言之，「病毒鑽入細胞後，抗體就沒辦法了」。此時就換T細胞「們」上場了。

而這裡提到的T細胞，主要是下面兩種：

（一）殺手T細胞（killer T cell）

它是能辨認並殺死被病毒控制的「殭屍細胞」，等於摧毀了恐怖組織的武器工廠，阻緩病毒擴散全身的速度，為免疫大軍爭取寶貴的時間。

（二）輔助T細胞（helper T cell）

此則類似「免疫總司令」，號召、活化所有吞噬細胞的活性、提高B細胞分泌抗體，率領全體免疫大軍背水一戰、全面圍殲病毒！

且輔助T細胞還會培養長壽、存活多年的記憶型淋巴球（記憶型B細胞／memory B cell和記憶型T細胞／memory T cell）。以確保多年後，身體若再次遭遇相同病毒，記憶型淋巴球能快速反應、迅速反擊。

而T細胞「認得突變株病毒」的能力，更彰顯其不可忽略的重要性。科學家研究接種mRNA或腺病毒疫苗的人體，發現面對變異株，抗體會有臉盲症——中和效價大幅減弱等問題；而T細胞就不同了，不管是用原始株，或變異株來刺激，T細胞都能被活化，且幅度不因病毒突變而減弱，和原始株沒有明顯差異。簡言之，變異株的棘蛋白就算突變，削弱了抗體辨認病毒的能力，但T細胞不受其影響。

不論基礎免疫學和新近研究都告訴我們，抗體和T細胞分屬不同面向的防禦，都很重要。但台灣授權疫苗緊急使用的標準，在新冠肺炎開放當時，隻字未提T細胞的評斷，令人疑惑。

風險：沒有三期試驗，就不知道「接種疫苗，再遇到病毒，會不會更慘？」

風險起因在於——「台灣食藥署之EUA，不要求抗重症數據」。

如同大家所清楚明白的，COVID-19之恐怖並非「被感染」，而是「惡化所帶來的重症」。若不要求疫苗廠商證明抗重症的能力，恐落人口實。否則，為什麼一般狀況下，廠商會願意花大錢做三期試驗？難道藥廠是慈善事業嗎？

三期試驗其實有個重大的目的，就是「讓接種者真的遇到病毒，看看會怎樣」。疫苗史上有過慘痛的經驗：一九六〇年代初，針對呼吸道融合病毒（Respiratory syncytial virus, RSV。常感染嬰幼兒、高齡者），人們開發疫苗並對嬰幼兒進行測試。痛苦的結果爆擊科學家——疫苗非但無法預防感染，更導致受試者遭遇野生病毒後，大幅產生重症；對照組的重症住院率為五%，但疫苗組的重症住院率竟高達八〇%！最終導致參與該試驗的兩名疫苗組嬰兒死亡。

RSV疫苗，用慘痛的方式說出三期試驗的意義。

如前所述，二〇二一年的台灣，幾乎是個沒有疫情的平行宇宙，也就很難獲得疫苗在「真實世界」運作的數據；但少了這樣的確認，也就多了一分難以預測的風險。

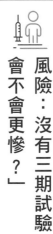

爭議之後，該如何看待未來疫苗開放標準？

為了保護台灣民眾，當時努力研發的本土疫苗，推出之後爭議卻燒不停。期許護國的疫苗，淪為政治的爭議。

任何決策，都是建立在「取捨、利大於弊」的概念下，現實中沒有「唯一、最好」的選項，只有依照「當下」判斷，潛在成本、收益都可以接受的策略。有鑑於未來國際之間，越來越把「免疫橋接」納入審核疫苗的選項之一，食藥署在開放緊急使用授權當時，就率先認真研究此一方法，值得嘉許。

但作出緊急決策之餘，未來還是希望政府能學習美國政府取信於民的精神，詳細說明抗體中和病毒的實驗方法、基礎資料，並向民眾好好說明抗體效價的優劣，並不要忽略T細胞的效用，還有重症的可能風險。更希望政府能在EUA會議之前，提前公布會議資料（直播就不強求了），讓民眾能更相信國產疫苗。

最後，若未來新的國產疫苗，有幸通過EUA，請務必讓民眾有選擇的權利；政府也該同時蒐集、追蹤，並研究首批接種者的各項數據。用科學，做國產疫苗最好的靠山。

全文摘要

在作出緊急決策的同時，也應同時提供民眾詳細的說明，清楚地討論疫苗的優劣，並公布EUA的相關會議資料，才是讓大眾對國產疫苗有信心的最好的方式。

參考資料

1 食藥署新聞稿，〈食藥署廣納並參考專家意見，訂定國產COVID-19疫苗緊急使用授權審查基準，透過嚴謹審查確保疫苗品質安全有效〉，二〇二一年六月十日，https://www.fda.gov.tw/TC/newsContent.aspx?cid=4&id=t600385。

2 What Is Emergency Use Authorization? 2020/10/20. Johns Hopkins Bloomberg School of Public Health, https://publichealth.jhu.edu/2020/what-is-emergency-use-authorization

3 Development and Licensure of Vaccines to Prevent COVID-19, Guidance for Industry. June 2020. US Food and Drug Administration, https://www.fda.gov/media/139638/download

4 Vaccines and Related Biological Products Advisory Committee December 10, 2020 Meeting Announcement, 2021/12/10. US Food and Drug Administration, https://www.fda.gov/advisory-committees/advisory-committee-calendar/vaccines-and-related-biological-products-advisory-committee-december-10-2020-meeting-announcement

5 David S. Khoury, Deborah Cromer, et. al. (2021) Neutralizing antibody levels are highly predictive of immune protection from symptomatic SARS-CoV-2 infection, Nature Medicine, https://doi.org/10.1038/s41591-021-01377-8

6 蔣維倫，〈落後的COVID-19疫苗難進行三期臨床試驗，該怎麼辦？〉，科學月刊，二〇二一年七月十二日，https://www.scimonth.com.tw/archives/5249。

7 蔣維倫，〈利用「免疫橋接」研究審查國產疫苗合適嗎？現行的EUA有何不足？〉，泛科學，二〇二一年六月二十九日，https://pansci.asia/archives/324263。

8 Robert A. Dudas and Ruth A. Karron (1998) Respiratory Syncytial Virus Vaccines, Clinical Microbiology Reviews. DOI: 10.1128/cmr.11.3.430, https://www.ncbi.nlm.nih.gov/pmc/articles/PMC88889/#:~:text=In%20the%20early-,1960s,-%2C%20an%20FI%2DRSV

注釋

1 在一或二期試驗中，疫苗產生之抗體中和原始株（武漢株）病毒的強度（假設康復者血清抗體強度為 1），和其疫苗在三期試驗之抗感染保護力的關係。預測模型圖示見：https://www.nature.com/articles/s41591-021-01377-8/figures/1，資料來源：參考文獻 5。

什麼是疫苗的緊急使用授權（EUA）？過去有何爭議，未來如何改善？

（法律篇）

王鼎棫

一句評論

緊急讓疫苗上路，是公衛需求，也帶來許多爭議；建立足夠透明與確實把關的審查機制，可以降低內耗、提升品管。

延伸閱讀

國立陽明交通大學防疫科學暨健康一體研究中心團隊著，郭旭崧、楊慕華編著，《打造防疫共同體：解析 COVID-19 醫藥、人權、大數據與前瞻政策》（新竹：國立陽明交通大學出版社，二〇二二）。

布蘭登．波瑞爾（Brendan Borrell）著，吳國卿、王惟芬、高霈芬譯，《疫苗戰爭：全球危機下 Covid-19 疫苗研發揭密，一場由科學家、企業、政府官員交織而成的權力遊戲與英雄史詩》（新北：聯經，二〇二一）。

傑瑞米．布朗（Jeremy Brown）著，王晨瑜譯，《百年抗疫：1918 後被流感改變的世界》（台北：今周刊，二〇二〇）。

進入二〇二一年，新冠肺炎的疫情，對台灣來說才剛開始。

同年六月十日下午，國產疫苗之一的高端，公布疫苗解盲成果，並未出現嚴重不良反應，血清陽轉率不分年齡層達九九．八%；接下來，高端將盡速把二期臨床試驗的相關數據與文件，送交主管機關，申請緊急使用授權審查，為看不見盡頭的防疫生活帶來一線曙光。

一般來說，疫苗研發過程大致可分「臨床前試驗」和「臨床試驗」二階段；後者再分三期，會依試驗需求，逐漸擴大收案人數。[1]

但為因應疫苗的急迫需求，各國主管機關都很期望在符合科學精神的前提下，透過法規設計與實際運作，加速疫苗審查，無須跑完整個三期，就能及早施打疫苗。

對當時的台灣來說更是如此。就在高端解盲公布前八小時，衛生福利部食品藥物管理署即正式公告「COVID-19疫苗ＥＵＡ審查標準」；由於國產藥廠目前僅進行了擴大二期的臨床試驗，如何在這階段就能評估疫苗是否有效，即為爭議焦點。

否定說（下稱成規派）認為：疫苗審查原則必須按部就班完成三期，如果要緊急授權就要按照歐美既有程序，至少要等到三期的期中報告出來才能作。

肯定說（下稱時效派）則表示：二期解盲成功就有機會緊急授權，用目前新發展的方式來取代傳統人體實驗也有一定科學根據，完成三期試驗不但執行困難也緩不濟急。

而從法律的觀點來看，緊急授權標準有所爭議的關鍵在於：除了當時台灣有別其他國家，打算僅在二期臨床試驗出來後，就開始判斷是否給予緊急授權；授權標準的形成流程，也不夠明確，少了許多與社會溝通及開放檢視的空間。

這樣的局勢發展到最後，也讓網路輿論（炒股、卡外國疫苗等等）搶走了專業判斷的主戰場；疫苗的授權審查，一秒變為全民對政府的「信任」審查。

未來，也許還有許多類似的疫情挑戰等著我們，當人命關天的危機在前，我們是否還有本錢把時間用在這樣的信任危機上面？於是，本文將從法律觀點，介紹緊急使用授權的概念，整理疫苗緊急授權標準的各方看法，檢視決定通關流程是否足夠嚴謹，希望明天的制度會更好。

什麼是緊急使用授權？

所謂緊急使用授權，就是當面臨嚴重疾病等緊急公衛狀態，由政府緊急核准使用某些藥物的流程（相對地，前述緊急公衛情況消失，或引進的藥物有問題，授權就該馬上廢止）。

本來，藥物應該要先向衛生福利部申請查驗登記，經核准發給許可證之後，才能製造或輸入。但緊急授權的目的既在滿足突如其來的公衛需求，也就會在諮詢學者專家，並評估「利大於弊」之後，馬上開放相關藥物給民眾使用。

具體來說，根據《藥事法》的規定，衛福部可以在下面兩種情況，作出緊急授權：

1 預防、診治危及生命或嚴重失能的疾病，且國內尚無適當藥物或合適替代療法。

2 因應緊急公共衛生情事的需要。

最後，為了讓行政機關有一定流程可以秉公處理，《藥事法》就授權衛生福利部制定《特定藥物專案核准製造及輸入辦法》，以便處理後續具體的核准流程（像是專案核准的申請條件、審查程序、核准基準及其他應遵行事項）。

以新冠肺炎為例，看看緊急授權的標準與流程有何爭議

（一）決定標準是否過於寬鬆？尤其用所謂免疫橋接？

1 實際做法

簡言之，在衛福部食藥署採取的緊急授權標準，尤其是「療效評估」，將在二期臨床試驗的

基礎上，採免疫橋接方式判斷。

亦即，衡量國產疫苗產生的中和抗體（這又是什麼？請見前文〈疫苗到底要打幾劑？混打怎麼打？——疫苗免疫力的二三事〉的說明）結果，經過一定公式換算，是否與之前國人已接種的疫苗（經他國核准EUA者）相當；如果相當，就能證明國產疫苗是有效力的。[2]

粗略來說，拿已上市的國際疫苗廠牌相比（根據食藥署前述公告，打算拿AZ跟國產疫苗對比），若新疫苗的抗體程度相近或優於已上市疫苗，就可認定國產疫苗具有保護力。

如同財團法人醫藥品查驗中心表示：這種設計的基本原則是，在確立某個群體臨床保護力的條件下，基於疫苗作用機轉相同，利用免疫橋接的方式進行比較。若比較不同群體間，疫苗所誘發的抗體反應程度相當，則原本已確立的保護力，可藉此橋接到新使用群體，並透過具備科學合理性的檢驗方法，來確保檢驗值是可比較且準確。

2 爭論

而疫苗之間到底可不可以這樣超級比一比，目前在醫學上多少還有爭議。

(1) **時效派**

本派認為，在疫情爆發的緊急情況下，應採取權宜措施，不過還是要基於科學論證與證據來通過緊急使用授權。他們主張，中和抗體效價可以作為判斷是否具足夠保護力的替代指標。

典型看法像是，時任疫情指揮中心專家諮詢小組委員的李秉穎，在當時開放ＥＵＡ的標準之後，接受《聯合報》訪問指出：「要等第三期，無視於台灣現在緊急的疫情。世界衛生組織（ＷＨＯ）為何要開會想要訂保護性抗體標準，就是要讓世界各國疫苗廠有規則可遵循。」

(2) 成規派

本派認為，醫療史上「理論上有效、初期人體試驗有效，但大規模臨床試驗發現是無效或有害」數不勝數，再具有吸引力的理論，還是需要大規模臨床試驗加以驗證，這才是近代實證醫學的精神。

這樣看法如同〈國產疫苗緊急使用授權爭議與因應路徑〉，引述台大醫院臨床試驗中心主任陳建煒的意見認為：「從二〇二〇年底至今，先進國家及ＷＨＯ核准緊急使用的新冠肺炎疫苗，都是用三期試驗的期中分析數據、實證支持可預防臨床疾病為基準，[3]台灣要用更寬鬆的標準，來給國產疫苗緊急授權不是不可以，但應該清楚說明，我們核准的標準是什麼？不同專家對於這課題有不同意見，公開透明才能取得科學社群的信任。」

3 小結

總的來說，世界各國對於COVID-19疫苗保護力的替代標準暫且沒有共識，但仍有國家躍躍欲試；最終食藥署要採取何種比較基準，在當時那個時間點上，不能說有絕對的是與非。

前述陳建煒主任另受報導者訪問解釋：「一個主權獨立的國家，政府是對自己的人民負責，我們當然可以用自己的準則，但是國際準則是透明的，台灣準則與國際準則有一樣嗎？這個是可以受公評的。」

因此有醫界提出相對折衷的建議：就算開放緊急授權，其審查除需符合食藥署所訂標準外，也需要繳交第三期臨床試驗計畫書，審查通過、開始執行，才在「一定期限（如兩年）」內准許暫時使用，期限到後再審查第三期結果，決定是否正式核准上市。

（二）流程不明是否為問題起源？

1 行政程序如何影響實質決定？

如同日本學者南博方所言，在種種職權及人事配備下，行政本來就是巨大的生物體，而既屬生物體，則必然具備渴望自由、討厭受拘束的傾向；於是我們不僅可以透過種種規範，約束行政活動的具體內容，也可設計許多程序規定，引導行政落實相關法令。

於是，我們設計一定行政程序，協助機關於管制過程中，獲取資訊、發現真實，進而選擇盡可能正確的決定。比方說，有關疫苗的效力檢測，價值觀十分多元，即有必要在行政機關的決策過程中，廣納不同想法的學者專家參與，並盡可能將決策過程透明化。

如此，也才能充分調和各種想法的優缺點，避免疫情防治淪為全有全無之「零和遊戲」，進一步強化人民對於政府最終決定的「監督」與「可接受性」，讓相關措施化為全民共識，降低不必要的對立，促成更多的攜手合作。

2 緊急授權的流程哪裡有爭議？

(1) 組成且意見形成不明

食藥署在新聞稿指出：為研訂國內 COVID-19 疫苗緊急使用授權審查標準等議題，自二〇二〇年起邀請國內臨床、統計、藥毒理、製造研發及公衛等相關專業領域的專家學者召開數次專家會議，專家意見皆具有獨立性及專業性。

話雖如此，但食藥署在不同階段與哪些專家討論，卻從未公開名單。報導者團隊訪問食藥署署長吳秀梅，其卻表示：「我也沒有注意欸（名單有沒有公布），因為本來委員就是幫我們審查、提供專業意見，這個都是很客觀的東西，如果公布了讓人家困擾，那有比較好嗎？」

亦即，官方認為，這類專業審查過程和專家名單應予保密，才能讓專家沒有顧忌，可以在客觀公正的立場下，充分表達意見，以免承擔壓力而不能堅持專業性。

相反見解，就像前開報導者文中，陽明交大公衛所副教授雷文玫指出：「必須建立其要件和

『可問責性』，才能讓討論聚焦，針對證據力、甚至專家成員的檢視，否則怎麼可以授予行政機構這麼大的權限。」

而針對新冠肺炎，開放本土疫苗緊急使用授權的隔年。二〇二二年七月，主管機關似乎聽見批評，修正《特定藥物專案核准製造及輸入辦法》；其規定准駁EUA之後，得公開學者專家意見、會議相關資訊、會議紀錄或藥物核准審查報告摘要（但對於藥商之營業祕密資料，仍予保密）。這樣的做法，也稍微緩解了前述可問責性的疑慮。

(2) 裁量權限極大

目前我國決定可不可以「緊急使用授權」的法律要件，僅在《藥事法》規定寥寥數語，即「為預防、診治危及生命或嚴重失能之疾病，且國內尚無適當藥物或合適替代療法，或因應緊急公共衛生情事之需要」。

雖然，《藥事法》有授權給中央衛生主管機關制定《特定藥物專案核准製造及輸入辦法》，以便處理專案核准的細節。

但該辦法裡面，針對如何判斷「這是適合的療法，有辦法因應緊急需求」這件事，卻只有命申請人提出「完整治療計畫書、所需藥物數量及計算依據、藥物說明書，或完整預防或診治計畫書（包括因應緊急公共衛生情事之申請目的，足以顯示利大於弊）」等資料。

換句話說，前述判準似乎有些抽象、寬泛，該如何作為具體指標，有效約束行政機關，在「標規與時效」之間選出最符合人民利益的疫苗？最後是否還是如同沒有指標存在，只能交諸主管機關的臨場決斷？

亦即，這些條文賦予衛福部食藥署極大的決定空間，如同「國立陽明交通大學公共衛生研究所／法律與政策組」的聲明：在緊急授權 AZ 或 Moderna 等大廠進口疫苗上，或許尚無爭議，但面對接下來國產疫苗可否根據二期臨床試驗的結果獲得緊急授權？如何保障民眾用藥安全？單憑此些條文作為所有解方，顯然捉襟見肘。

(3) 廠商義務與違背處理不明

目前《特定藥物專案核准製造及輸入辦法》僅規定，得命經專案核准之製造或輸入者於一定期限內，檢送專案核准藥物之安全或醫療效能評估報告，還有發生嚴重不良反應時的處理方案。

至於其他可能之配套措施：如是否應採取上市後的安全監控措施、使用疫苗或藥物前對民眾有無說明義務（這是緊急使用授權的疫苗，可能會有什麼風險等等），抑或違背前述要求時，主管機關會拿出什麼對應處理等重要配套，都沒有完整地寫在前述辦法裡面。[4]

凱撒的歸凱撒，上帝的歸上帝

由於台灣的國際局勢困難、疫苗採購及供應鏈的不確定性，以國安角度而言，我們若能有自產自製的國產疫苗，將能避免下一次大規模疫情來臨時，無法讓大眾取得足夠的保護，而依舊只能靠鎖國來防疫的窘境。

但是，國產疫苗固然有其必要性，終究沒有人想要打進去沒有保護力的東西。於是在緊急狀態的前提下，有關保護力的替代指標，若未來仍然沒有全球公認標準的話，到底要緊守成規，還是為了時效，試試如「免疫橋接」等非傳統做法，目前仍爭論不休。

無論如何，如果政府決定令廠商完整跑完臨床試驗的三期，將會使可能的國產疫苗施打計畫繼續延長。那時候，如何解決疫苗短缺問題，政府也必須提出配套措施。

反之，政府若決定以二期報告加上免疫橋接等非傳統做法，作為國產疫苗緊急使用授權的依據，就要好好向民眾說明在科學上有何理論基礎，以致可以在多數國家未有共識之前，就給予這樣的緊急授權；這也是為了避免讓國產疫苗陷入炒股質疑、圖利廠商等泥淖，進而傷害疫情防治的公信力還有生技產業的未來。

比方說，國民黨智庫永續組召集人陳宜民即質疑：「食藥署公布標準之時機不當，當天下午高端要解盲，結果食藥署是當天上午公布，認為其中恐涉及為廠商量身打造，是不是食藥署有人先看到了解盲結果，才訂出這個標準？」相對前述，具有公衛背景、時為前副總統的陳建仁受訪指出：「免疫橋接」運用也非史上頭一遭，過去就曾應用於B肝疫苗、HPV疫苗、流感疫苗等多種疫苗的藥證核發上，「今年疫苗EUA的時空背景，不同於去年，因為醫學界已累積很多新知識和新證據」。

最後，疫情緩和，也別忘記要記得修正相關法規。不能輕易忘卻當時我們卡在兩派爭執之中，是如何一邊掙扎、一邊求取共識；如果當時有足夠透明清楚的程序規範，是不是更能快速依循流程凝聚想法，減少不必要的爭議。而且有了足夠的法令，也才能命令廠商好好監控疫苗的安全性或副作用。

在保護國民的這條路上，專業的事情固然委由專家代替人民主持無疑，但政府仍有義務步步為營，預先用制度謹慎規劃各種風險處理流程與標準，這才是民主法治國家應有的理想面貌。

全文摘要

緊急授權標準若不夠明確，就會少了許多與社會溝通的空間，引發疫苗的信任危機。對此，建立公開透明與確實把關的審查機制，才能讓大眾對於國產疫苗更具信心；立法者有更多責任，要去填補這些空白。

注釋

1 簡言之，臨床前試驗階段，會努力研發疫苗，並配合動物實驗，觀察疫苗是否能讓動物產生良好抗體，驗證有效性。而到了臨床試驗階段，則會再分：

(1) 第一期：初探安全劑量、評估副作用。

(2) 第二期：小規模收案，測試疫苗效果與安全性，並找出最適合施打的劑量與時程。

(3) 第三期：大規模招收高風險地區的健康民眾，確認疫苗的有效性與安全性。

2 詳細來說，食藥署在二〇二一年公布做法如下：

(1) 安全性評估標準

所附臨床試驗報告，需有接種試驗疫苗受試者至少三千人於接種最後一劑疫苗後，至少追蹤一個月，且所有受試者於接種最後一劑疫苗後，追蹤時間中位數至二個月的累積安全性資料，並須包含六十五歲以上特殊族群的試驗結果。

(2) 療效評估標準

針對療效評估部分，考量台灣與美國疫情差異，難以直接在我國執行大規模疫苗療效驗證試驗，食藥署即開始思考如何支持國產疫苗療效。為此，食藥署於第一批AZ疫苗在三月於國內開始接種時，委託部立醫院執行研究計畫，蒐集二百位國人接種AZ疫苗之免疫原性結果作為外部對照組，並於五月初起陸續召開專家會議討論，研商以免疫橋接方式，採用中和抗體作為替代療效指標，衡量國產疫苗誘發產生中和抗體的結果，是否與國人接種國外已核准EUA的疫苗相當，作為支持國產疫苗療效的佐證。國產疫苗第二期臨床試驗所得中和抗體效價必須證明不劣於ＡＺ疫苗。國產疫苗和ＡＺ疫苗所有檢體皆由同一個實驗室採用相同方式檢驗，檢驗方法亦以國際標準品共同標定。

3 如同學者劉宏恩於二〇二〇年投書《蘋果日報》指出：像是美國食品藥物管理局（Food and Drug Administration, ＦＤＡ）要求廠商必須進行到第三期臨床試驗做期中分析，提出其有效性與安全性的證據，而且要有兩個月的安全性與不良反應追蹤資料，才可以申請緊急授權使用。台灣對於國內藥廠的要求標準，其實是比美國來得寬鬆，並不是比照美國標準。

4 因此，如果主管機關想要求申請人採取配合一定要求，原則只能看《藥事法》或其他辦法有無特別明文，或回歸《行政程序法》第93條，施以行政處分的附款。同理，除了期限屆至讓處分自動失效，如果主管機關日後想要廢止該處分，大致也只先能檢視是否存在《行政程序法》第１２３條所列情況，並依職權全部或一部廢止原處分。

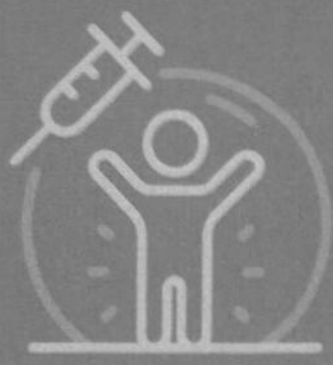

二、疫苗或其他資源分配標準與配套

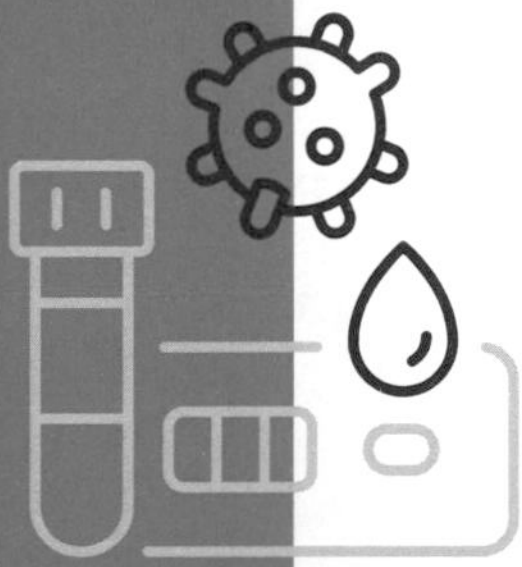

誰該優先施打疫苗？怎麼分配才能讓人民信服？

王鼎棫

一句評論

疫苗是有限的公衛資源，要注意如何分配、誰來分配、怎麼提升對分配的信賴？

延伸閱讀

峰宗太郎（Mine Soutarou）著，婁美蓮譯，《疫苗解鎖，疾病退散：從嬰兒到成人，12 種兒童疫苗 ×3 種癌症疫苗 ×60 個新冠肺炎及其他疾病疫苗知識全面解析》（台中：幸福文化，二〇二二）。

愛德華．格雷瑟（Edward Glaeser）著，黃煜文譯，《城市的勝利：都市如何推動國家經濟，讓生活更富足、快樂、環保？（最爭議的 21 世紀都市規畫經典）》（台北：時報文化，二〇一九）。

提摩希．史奈德（Timothy Snyder）著，廖珮杏譯，《重病的美國：大疫情時代的關鍵 4 堂課，我們如何反思醫療、人權與自由》（新北：聯經，二〇二〇）。

在嚴峻的疫情中，國外廠牌的疫苗到來，抑或國產疫苗的問世，都能讓混沌的局面出現曙光。而「誰該優先施打疫苗？」就是下一個不得不面臨的棘手問題。

首先，這不是一個純粹的政治問題，要知道公共資源是透過制度去分配的；也就是說，疫苗施打的順序，是依照指揮中心公布的規定來安排。規定內容是否妥適，分配是否妥當，也是一種法律爭議。

其次，誰該優先施打，之所以值得討論，是因為媒體爆出不少「有力人士」，搶先跳過既有規範施打疫苗，這不僅產生「濫用特權」的疑慮，更凸顯分配資源的標準，是否能讓社會上不同族群感到心甘情願，乖乖等候疫苗到來的那一天。

比方新冠肺炎爆發期間，《聯合報》說：司法院祕書長林輝煌在法官論壇上解釋「為何法官未能優先施打」，卻遭到法官質疑。該名法官在網路上提到：「沒有這些外送員，社會大眾就沒食物可吃，會餓死嗎？法官維護憲法、保障人權，還不如一個外送員對社會運作來的有貢獻？」

看了很氣對吧？不過資源一旦有限，這種相互比較的戲碼，未來只會層出不窮。所以在和平時期，就能共同來討論疫苗的分配順序，凝聚社會共識，就是一件降低紛擾、促進防疫的好事。

過往只要面臨疫情，我們常聽到「同島一命」的打氣說法，而大家是否真的認可彼此，願意一起實現「防疫共同體」，就看我們投入的關心程度了。

而誰該優先施打，終究涉及價值選擇，沒有絕對的標準答案。雖然如此，但還是有能聚焦的方向，以下將從「如何分配」、「如何讓人民信賴分配」和「誰來分配」三點來討論。

如何分配？

如同大法官在釋字第785號說過，人民的健康權，不只是憲法所保障的基本權利，而且國家對人民身心健康還負有「最低限度的照顧義務」。簡單來說，就是要顧好每個人的健康，讓我們好好活著做人。

所以理想上，當然是要讓人人都能來一針疫苗。但醫療資源終究有限，施打順序勢必有別，那麼如何自圓其說這樣的差別待遇呢？

該如何分配，才會符合我們心中的「分配正義」呢？

以新冠肺炎的疫苗為例，按照指揮中心當時的規定，雖未明確解釋相關排序背後依據的想法，但是我們還是可以歸納那樣的分配順序，主要是以「整體社會健康最大化」為考量。

換句話說，那個排序充分展現一種態度：假如疫苗無法滿足所有人的健康需求，那就先滿足「維繫社會關鍵功能」或「死亡風險較高」的人吧，這樣才能維繫醫療與防疫體系的運作，並降低死亡率。

像是優先施打對象有：醫護人員、邊境管制人員等，如此則能降低感染並減少社區傳染的機會；而當本土病例已然發生，則疫苗施打的順位也會慢慢及於死亡風險較高的人。

不過，大家有沒有發現，這樣的順位，在形同獎勵對社會維繫有所貢獻的人之餘，[1]同時也顧慮到每個社會當中，也都有部分成員因為種種因素，無法透過工作來滿足社會或自身的需求。當有這種未被滿足的需求出現時，整個社會即有責任提供援助，像是疫苗。

這份責任，就像大法官過往在釋字第485號表示：鑑於國家資源有限，固然須考量國家財政狀況，妥善分配福利資源，但不可以只用受益人的特定職位或身分，作為差別待遇的唯一依據，也要力求符合人民的基本生活需求。

這樣透過資源分配，讓每個人都能擁有實現自己志向的可能性，並且緩和自身無法選擇的因素（如自然老化或生來特徵等），才更接近所謂「分配正義」。

換句話說，透過照護資源的分配，我們可以緩和個人無法控制的因素。如果某人是出於結構性的因素或自然老化，無法參與主流社會的運作，那麼透過資源分配，就有可能修正這項結果。不然，難道那些被主流社會視為沒有貢獻的人，就活該等到最後才能施打疫苗嗎？

最後，當各項指標都相同的時候，那該怎麼決定彼此的先後？例如疫情指揮中心就曾表示，接種先後順序會採「長幼有序」原則，不會先搶先贏。

但本文認為，實行「抽籤」會比按照年紀發放來得合理。因為長幼有序制並沒有辦法充分說明：為何在相同指標下，年輕人要讓給較為年長的人？較為年長的人，因為社會歷練，反而可能在經濟等資源上更具優勢，較有能力防護自身或減少接觸風險；而「隨機抽籤」的分配方式，更能反映每個人獲取疫苗的平等需求。[2]

如何讓人民信賴分配？

決定哪些人可以獲得珍貴的疫苗，自然眾說紛紜，所以除了「如何分配」之外，我們也別忘記「如何讓人民信賴分配」的重要性。

關鍵字就是「審議民主」。

也就是說，雖然我們選擇了代議政治，但考量政府畢竟有其惰性或思慮不周之處，還是該盡量讓立法或行政部門以外的公民參與決定程序（小則公布決定理由，大至開聽證會等等），盡可能地交換並理解彼此想法，藉此強化疫苗施打順序的正當性。

那民眾參與的程度該多深入？由於疫苗施打的順序，除了人命關天，也因利害關係複雜，容易產生紛爭，所以自然要透過法定程序，積極促使參與、建立共識，才能打造「防疫共同體」。

具體來說，要確保人民能盡量知悉疫苗施打的相關資訊，強化決定過程的透明性——詳加解釋排序的價值觀，並事前允許人民適時向主管機關陳述意見，甚或舉辦聽證。如此貫徹程序，才能徹底證明決策確實是值得信任的，而且也才能經由程序是否滿足，去挑戰結論的好壞。[3]

然而，衛福部預防接種組網站雖有公開疫苗分配的會議紀錄，但會議成員多為醫藥公衛背景之專家，似乎沒有常民代表，而且在會議紀錄中大多只描述結論，對於討論過程和分配順序的理由，也欠缺詳細說明。

因此有學者建議，衛福部或可仿效美國疾病管制與預防中心，以直播或錄影的方式呈現疫苗分配專家討論會議的過程，並上傳會議簡報或檔案，詳細公開相關的科學證據和倫理原則，讓其他領域的專家學者與一般民眾都能主動了解現有分配模式的辯論過程和背後理據。

也因此，如何補強決策透明度及可問責性，還是該回到《傳染病防治法》去設計；如同前面所說，疫苗施打順序始終也是法律的設計問題，效果會反映到我們全體自身，民主社會應該共同來關心。

誰來分配？

最後一點，施打順序該完全授權讓「指揮中心」來單方決定嗎？換句話說，疫苗施打的順序，是否也同樣要經由立法者參與規劃，才可以交由行政部門去作細部執行呢？

為了回答這個問題，就必須要介紹一個概念，叫做「法律保留」。這個概念強調，某些領域的事物，必須先保留給法律加以規範（或多或少不一定），行政機關才能動作。所以觀察重點就在於：到底什麼領域的事物，應該先讓立法者來決定，而且深入到何種程度。

答案是「越重要的事情」，就「越要完整保留」給立法者作決定。[4] 這是因為國會議員的組成，來自全國各選區，背後代表著不同族群的想法，而且審議過程又很繁複，十分適合用來決定事關重大且容易七嘴八舌的政治議題。

而疫苗施打這件事，與疫情是否能緩解息息相關，可說是人命關天，自然是非常重要的事情，所以立法者就有義務，用細緻的規定去規範疫苗的施打順序。可是，就算要細緻，也不該讓立法者一手包辦，只留待細節讓行政機關執行。

因為如果疫苗施打的順序，一律提升到法律位階，勢必在討論時，會因為醫學問題而多次卡關，也會被繁複的立法程序弄到動彈不得：未來，甚至還可能因規定過於細瑣，導致個案操作上的僵化。反觀，行政機關的特色就是對於主管議題富有「專業」且「彈性」，可以配合疫情的波濤洶湧隨時作出調整。

所以疫苗施打的順序，也許該讓立法者先點出「規範的方針」，再授權行政機關透過命令加以規定。讓行政部門參與「醫療資源」的分配設計，是不可避免的事情。

只不過，現行的規定可能對於行政機關稍嫌寬厚，立法者的參與也較為薄弱。如《傳染病防治法》規定：預防接種施行的條件、限制等相關事項，可以交由中央主管機關用「辦法」作細部規定。很明顯地，立法者並沒有在《傳染病防治法》中設下更多對於疫苗施打順序的指示，而傾向全權交由行政機關來劃分。

這種做法，似乎就跟我們對立法者的期待有些出入。直白地說，立法者應該要有更多介入的義務與空間。

大法官過往就在「核四是否停建」的爭議中提醒我們，立法者對於重大事項的規劃，其實應該多多參與。當時提到：本於行政院對立法院負責的憲法精神，當有施政方針或重要政策變更，基於立法院對「國家重要事項」的參與決策權，由行政院院長或有關部會首長適時向立法院提出報告並備質詢。

疫苗施打順序當然是國家重要事項，立法院除了用質詢的方式參與決策，也別忘了可以用更多法律規定，指示行政機關該如何分配這些珍貴資源。換言之，面臨疫情，不該只有行政權在忙，比起一味指責，立委可以好好打造一套可供依循的制度。

全文摘要

疫苗應該要透過制度去分配；分配是否妥當，也該是一種法律爭議。發放時，不可只用特定職位或身分，作為排定順位的唯一依據，也要力求符合人民的基本生活，並盡量取得大眾對於發放方式的信賴——立法者對此身負更多的規劃責任。

參考資料

王培瑋、璩大成、邱婷芳，〈新冠肺炎口罩風波：醫療資源分配倫理原則及挑戰〉，《北市醫學雜誌》第十八卷第一期，二〇二一年三月。

吳全峰、董鈺琪，〈民眾對全民健保給付合理論責機制之態度調查〉，《台灣公共衛生雜誌》第三十七卷第二期，二〇一八年四月。

張兆恬，〈論「民主審議」作為一項生命倫理原則及其規範意涵〉，《中研院法學期刊》第二十三期，二〇一八年九月。

洪惠芬，〈「分配正義」還是「形式正義」？身心障礙作為福利身分與歧視的雙重意涵〉，《臺灣社會福利學刊》第十卷第二期，二〇一二年六月。

林耕漢，〈論支持健康照護權利的正義理據〉，《政治與社會哲學評論》第六十七期，二〇一八年十二月。

楊元傑、林映彤、嚴如玉，〈新冠肺炎疫苗的分配正義：台灣疫苗分配模式之分析〉，《北市醫學雜誌》（預刊線上發表）。

蔡甫昌，〈新冠肺炎大流行下之疫苗分配〉，《健康世界》第五三四期，二〇二一年六月。

注釋

1 這樣的概念也不是沒有爭議。因為這允許以少數人的損失換取多數人的利益，就有可能假借大多數人的利益掠取少數人的權利。

2 但抽籤之前也要小心，是否已經窮盡一切努力，找出所有合理的差異，才能用抽籤的方式分配，否則就會有：故意用「不選擇」來避免做出艱難的抉擇的疑慮。

3 由於疫苗政策的推動，首重安全與信任，英國跟美國下了很多苦心，建立國民對疫苗排序的可問責性，請參：雷文玫，〈疫苗怎麼排序才符全體利益？英美不只機制透明，還要提出證據取信於民〉，報導者，二〇二一年六月十六日，https://www.twreporter.org/a/opinion-free-covid-19-vaccine-program-prioritize-which-group。

4 大法官也在司法院釋字第443號中表示類似看法：什麼事情應該交由立法者規定，或委託行政機關用命令來規範，就要看規範對象本身的重要程度，或被干預的程度而定。舉例來說，如果只是為了執行法律規定，需要一些技術性的配套措施，這種就可以讓行政機關自己發布命令來處理；反觀若是那些非常重要，有助實踐公共利益的事項，就應由立法者自己制定規範為宜。

如何增進疫苗施打率？

從行為經濟學看人類行為模式

李濬勳

一句評論

本文透過行為經濟學的觀點，討論如何透過政策，修正民眾的行為偏好與誤差，並提高疫苗施打率。

延伸閱讀

丹尼爾・康納曼（Daniel Kahneman）著，洪蘭譯，《快思慢想》（台北：天下文化，二〇一八）。

理查・塞勒（Richard H. Thaler）、凱斯・桑思坦（Cass R. Sunstein）著，張美惠譯，《推出你的影響力：每個人都可以影響別人、改善決策，做人生的選擇設計師》（台北：時報文化，二〇一四）。

理查・塞勒（Richard H. Thaler）著，劉怡女譯，《不當行為：行為經濟學之父教你更聰明的思考、理財、看世界》（台北：先覺，二〇一六）。

由於全球疫苗分配不均，以及外交困境問題，台灣在新冠肺炎蔓延期間，落入了疫苗短缺的問題。除了國產疫苗以外，得以進口的疫苗，例如AZ以及莫德納，到底哪家比較好就成了全民討論的焦點。

身為人民，當然想要選擇最安全的疫苗、保護自己也保護他人，也讓大家在選擇疫苗的時候相當謹慎小心。許多資訊顯示，許多人民在當時疫苗短缺之際，仍然不願意施打某些疫苗，因為認定其副作用過大，再加上許多新聞的附加報導，讓更多人深信某些疫苗是弊大於利。

但公部門的決策者們可不這麼想，為了防止疫情繼續蔓延，提高疫苗接種的比例乃勢在必行。科學實證指出，提高疫苗接種率才是阻止疫情繼續惡化、讓全民生活回到正軌的解方。

於是，就在政府與人民想法不同調的情況之下，如何透過「政策」來影響全民疫苗接種的意願便成為了政府的燙手山芋。而新興理論「行為法律經濟學」，透過實證觀察人們的偏好與誤差，並應用在法律政策之中，或許可以提供另一種讓疫苗施打更有效率的思考方式。

行為經濟學是什麼？跟法律又有什麼關係？

所謂行為經濟學，是一門將心理學與經濟學結合的科學，透過實驗說明：人在決策過程中，多少保有相當程度的不理性，因此可以進一步透過外部「推力」（nudge），來解決這樣的抉擇錯誤，達成理性目的。

在過去，傳統經濟學都假設每個人會做出理性的選擇，並因理性驅使，每個人都會選擇讓利益最大化的選項。

然而近年，行為經濟學卻提出了不同的看法，認為人雖是理性，但理性有限，且因同情心與有限的自制力，還有判斷資訊不足，讓人們在作出決策時，容易受到心理因素的影響而產生偏好，進而影響決策。

在這樣的假設之下，諾貝爾經濟學獎得主康納曼教授認為傳統經濟學的理論無法真正說明人的決策過程；因為傳統經濟學並沒有把人的心理反應放入考量。

透過實驗，他認為人的決策過程受到二種思考影響，一個是理性、另一個則是捷思（heuristic）。人們或許都覺得自己的決策是理性的，但在許多情況之下人們其實不會透過「理性」思考決策，而是透過「捷思」的方式作出決策。

換句話說，在捷思的決策過程中，會傾向選擇經驗上所能預見的最小風險，甚至是最熟悉的選項；這是一種在理性分析之前就會作出的決定，而不會完全經過利益風險的衡量過程。

在康納曼的實驗之下，他發現了人在獲利的情況下會驅於保守，並不會選擇利益最大化的選項，反而會選擇「風險最小」的選項；換句話說，人在虧損的情況下，反而會選擇「風險高、獲利大」的選項。

這個理論稱之為「損失規避理論」。它改變了既有的經濟學思考，因為傳統經濟學認為無論在任何情況下，人都會選擇「利益最大化」的選項，並透過個人利益最大化，來讓整體社會福利達到最大化。但損失規避理論的提出，修正了傳統濟經學的假設基礎。

而損失規避理論後來也發展出了許多應用，例如稟賦效應以及現狀偏誤。

稟賦效應指出，人在擁有一項物品時，往往會誇大該物品的價值，也因此更不願意交換該物品。而現狀偏誤則認為，人們偏向安於現狀，而會把改變現狀的行為認定是一種損失。

而這些心理因素，正是會影響人們作決策的過程，也讓不少學者進一步將行為經濟學應用到了法律，而形成了「行為法律經濟分析」。

用「推力」達成法律想要的目標

既然認知到人的決策過程，可能會產生種種偏差，要如何修正這樣的偏差，並將人的決策推回到「利益最大化」的理性思考之上，便成為了接下來的課題。

哈佛法學教授桑斯坦（Cass R.Sunstein）與諾貝爾經濟學獎得主塞勒提出了「推力」這套理論，

用以說明如何透過政策來修正這樣的不理性偏誤。

推力是指，透過政策或是社會規範，來推動、促進人民作出理性選擇。那些規範可能會使用不同的表達方式，或是提供資訊來修正選擇不理性的情況，進而推動更加圓滿的決定。

其中好比「框架效應」（Framing Effect），正是透過表達方式的改變，進而扭轉人的決策。讓我們看看下列例子：

問題一

A：若有個樂透有一〇%的機率可以賺九十五元，但有九〇%的機率你會損失五塊錢。

B：有個樂透一〇%的機率可以贏回一百元，但有九〇%的機率什麼都沒有，你會花五塊錢買嗎？

問題二

A：本手術成功率八〇%，然而由於有二〇%的致死率會發生，需要簽訂手術同意書，說明家屬願意承擔此風險。

B：本手術成功率很高達到八〇%，雖可能有失誤，但只是少數人，約占二〇%，所以需要簽訂手術同意書表示了解。

上述二個問題、四個選項說明的其實是同一個樂透遊戲、同一個手術，只是說法不同而已，但不同的說法卻會影響人的選擇結果。

在問題一當中，選擇 B 選項的人可能會較多，因為 A 選項強調了自我「損失」五塊錢，而讓人產生一種我只要沒得獎就會賠錢的感覺。而問題二當中，選擇 B 選項的人也可能較多，因為 A 選項中使用了「承擔」的文字，讓人感覺到可能不可預期的風險。

除了框架效應外，心理學上的預設選項（Default Option）也可以用以修正決策錯誤的行為。預設選項效應說明了人在作選擇時，多半會選擇已經預設好的選項，只有少數人會不選擇預設選項（opt-out）。因此通常行為經濟學家會建議：政府可以把對人民較好，或是較能達到國家目的的選項設定為預設選項，用以增進國家政策的達成效果，同時為人民帶來好處。

再來，還有像是心理學的定錨效應（Anchoring）。本概念指出，個人在作決策時，常會受到先前獲取資訊（相關與否都可）的影響，就容易作出不理性的偏差決定。

例如我們看到百貨公司樓下的超市，便常會先入為主地認定裡面的東西一定會比路邊的超商貴，卻沒想到其實那邊也有賣「平價礦泉水」。因此，若事先可以知道目標群眾在哪邊發生定錨效應，政府便可以設法導正人民的偏見，例如提供更多正確資訊，或是透過輔導的方式，讓人民選擇官方所希望達到的項目。

該怎麼推，才能改善疫苗施打率？

首先，很多人對「疫苗施打」感到恐懼，針對這樣的現象，我們可以利用框架效應，即透過更溫和的說法，來解說疫苗產生的副作用，並強調群體免疫的好處，盡可能降低人民對於副作用的不安。

又或者可以把施打疫苗設為預設選項，作為進出入室內場所或是上班上課的必要條件（在符合比例原則的前提下，見本書疫苗通行證的相關討論）。而若發現人民對於資訊的獲取有誤，而產生資訊偏差時，則可以進一步反駁錯誤資訊，或是透過輔導方式，讓人民擇取理想的選項。

政府要廣推疫苗施打，就是為了達成群體免疫，進而杜絕新冠肺炎的蔓延，讓全民恢復正常生活。為了達成這個目的，政府除了鼓勵人民理性思考外，更要正視種種不理性的現象。畢竟人不是機器，無法隨時隨地都不受到情緒影響，也因此如何正視、回應人民的不理性才是政府真正的挑戰。

講到這邊，可能會有人認為：如此一來不就讓政府控制人民的選項，但如同桑斯坦與塞勒指出：正因為人民所能取得的資訊有限，無法在通盤理解下作出決策，所以政府可以透過自身力量過濾出對人民有利的選項，再將這些選項提供給人民。

而這樣過濾資訊或提供資訊的過程，同時也降低了人民的決策成本。因此，政府雖然限制了人民的選擇項目，但實際上卻也在幫助人民降低決策成本、作出更好的選擇。如果人民還是覺得反感，未來還可透過選舉等機制讓政策翻盤，並非全然受控於政府。

話說回來，本文並無要推廣任何疫苗的用意，選擇何等疫苗仍然是個人選擇。只是在達成「提高疫苗接種率」這個目的上，無論是法律經濟學或是行為法律經濟學都能提供相當不錯的討論基礎，讓我們在未來碰到類似場景，能更有共識地作出理性的決定。

全文摘要

行為法律經濟學發現人們的行為偏好與誤差，討論如何透過法律與政策，修正人們的偏好，以達法律及政策希望的目的。換言之，透過注入「推力」等些微資訊，影響人們的決策行為，進而默默提高疫苗的施打率——比方說，透過「框架效應」，來改變人們的選擇結果。

參考資料

Arden Rowell & Cass R. Suntein, On Discounting Regulatory Benefits: Risk, Money, and Intergenerational Equity, 74 The University of Chicago Law Review, 171-208 (2007).

Cass Sunstein, Behavioral Law and Economics (2000).

Cass R. Sunstein & Richard H. Thaler, Libertarian Paternalism Is Not an Oxymoron, 70 The University of Chicago Law Review,1159-1202 (2003)

Daniel Kahneman, Thinking Fast and Slow (2011).

Richard H. Thaler & Cass R. Sunstein, Nudge (2009).

接種疫苗出問題，該怎麼領補償？

借鏡美、日兩國，反思台灣制度

賴宜欣

一句評論

台灣目前在疫苗不良反應方面的補償，有「因果關係難證明」及「訴訟沒有實際效果且費時」兩大缺點。參考美日的做法，或可找出改善之道。

延伸閱讀

Hajime Akiyama，〈COVID-19 対策と日本国憲法が保障する人権：新型インフルエンザ等対策特別措置法に着目して〉，筑波大學，二〇二一年九月十四日，https://www.ncbi.nlm.nih.gov/pmc/articles/PMC8495659/。

熊秉真、杜震華、張登及、Woosung Kang、蔡振興、張君玫、廖咸浩、黃心雅、黃建宏，《超越天啟：疫病、全球化、人類世》（台北：國立臺灣大學出版中心，二〇二二）。

Lawrence O. Gostin、Lindsay F. Wiley 著，蘇玉菊、劉碧波、穆冠群譯，《公共衛生法：權力、責任、限制》（台北：元照出版，二〇一九）。

面對各式疫情進攻，人類積極開發疫苗「抗疫」；並配合研發成功，推行大規模施打。然而各國努力提升施打率時，總會傳出有人接種後感到身體不適，甚至死亡的案例，讓不少人對疫苗施打感到卻步。

因此，法律該如何回應這樣的現象？施打疫苗如果產生不良反應該怎麼求償？台灣現在的做法是什麼？美國與日本，又是如何處理？本文將帶讀者一起檢視我國與美日對策，並反思台灣有沒有能做得更好的地方。

台灣的「預防接種受害救濟基金」

台灣目前對於疫苗接種的不良反應，依《傳染病防治法》第30條，設有「預防接種受害救濟基金」。

如果在接種後產生「嚴重疾病、身心障礙及死亡」等不良反應，經請求權人提出申請書及相關證明後，衛福部會召集審議小組，審議「是否與接種有關」。

審查後如果「確認不良反應與施打疫苗有關」，或「無法排除不良反應與接種疫苗有一定關聯性」，那最高可給付六百萬元的補償。[1] 此外，針對「釐清關聯性所生的相關醫療費用、解剖死者、孕婦的流產或死產」等狀況，也會酌給補助。

而根據《傳染病防治法》與《預防接種受害救濟基金徵收及審議辦法》，筆者將本制度整理成以下表格：

法源依據	《傳染病防治法》第30條第4項
修正日期	二〇二一年二月十八日
申請方式	填具預防接種受害救濟申請書，並檢附受害證明或其他足資證明受害之資料，向接種地衛生局提出申請。
申請期限	得知受害起二年，或受害發生起五年內。
審查方式	中央主管機關設預防接種受害救濟審議小組，審查： 1.接種與受害關聯性。 2.受害救濟給付金額。 3.其他接種受害救濟之相關事項。 可委託相關機構調查研究，或邀請學者專家鑑定。並可請請求權人陳述意見。
審查時限	資料齊全交給審議小組起六個月內，得延長一次三個月，即最長九個月。
支付內容	死亡給付、障礙給付、嚴重疾病給付、其他不良反應給付。
支付金額	有關聯性：最高給付至六百萬； 無法排除與接種關聯性：最高給付至三百五十萬； 無關聯性：不給付。
酌給補助	一、嚴重不良反應症狀，經審議與預防接種無關者，其為釐清症狀與預防接種之關係，所施行之合理檢查及醫療費用，最高給予二十萬元。 二、疑因預防接種受害致死，並經病理解剖者，喪葬補助費三十萬元。 三、孕婦疑因預防接種致死產或流產，其胎兒或胚胎經解剖或檢驗，依孕程最高給付新臺幣十萬元。

圖表資料來源：《傳染病防治法》、《預防接種受害救濟基金徵收及審議辦法》
筆者整理

美國的「國家疫苗補償損害計畫」

早在一九八八年，美國[2]就有「國家疫苗損害補償計畫」（National Vaccine Injury Compensation Program，簡稱VCIP），這個計畫隸屬於衛生及公共服務部（Health and Human Services，簡稱HHS）。

VCIP計畫是以補償一覽表的方式，列出補償的疫苗及不良反應種類，如果施打指定的十六個例行疫苗，出現表中的不良反應，申請人不用證明損害和接種之間的因果關係，就能領取補償，且補償範圍包含「醫療費用、勞動上損失、訴訟費用（含律師費）、精神上痛苦及其他相關費用」。

不過，VCIP計畫最大的問題在於，截稿日為止之前，新冠疫苗還沒列入補償所指定的範圍之中，因此接種新冠疫苗出現不良反應，不能依此申請補償。

那麼，在美國接種新冠疫苗出現不良反應，還有其他補償方法嗎？

另外一個方法是在二〇〇五年通過的《公眾防範及急難準備法》（Public Readiness and Emergency Preparedness Act，簡稱Prep Act）。該法有一個「損害補償對策計畫」（Countermeasures Injury Compensation Program，簡稱CICP）。因為該法著重在疫苗研發的促進，因此用「提供疫苗生產商法律免責權」的方式鼓勵開發，相對則會「嚴格認定被害人的損害補償請求」。

具體來說，CICP不但「要證明損害與打疫苗間有因果關係」，而且要在「十二個月內」提起請求。而因短期內要準備「足以證明醫學事實」的相關文件非常困難，大部分請求都被以「醫療紀錄未能支持請求內容」為由拒絕。因此，有意見認為，最根本的改善方法是「更改VICP計畫，直接在補償指定名單中增加新冠疫苗」。

日本的「健康被害救濟措施」

日本在《預防接種法》中設有「健康被害救濟措施」[3]，由厚生勞動省（約綜合我國衛生福利部與勞動部）為主管機關。

首先，由申請人向地方機關提出申請，地方機關送件給厚生勞動省，厚勞省再召開疾病障害認定審查會來認定；如肯認接種和不良反應有關，則由地方機關直接撥款，如否認則不予給付。而「健康被害救濟措施」採取寬鬆審查，不論接種過程中有無過失，只要認定接種和健康受損間有因果關係，就提供救濟。

二〇二〇年十月二日，厚生勞動省把新冠疫苗接種劃入《預防接種法》下提供「健康被害救濟措施」的對象——不但接種費用完全免費，接種後若產生不良反應也能申請補償；如有後遺症，每年最高支付五百零六萬日幣（約一百五十五萬元新臺幣）的身障年金，如果死亡，最高可對遺屬給付四千四百二十萬日幣（約一千三百四十萬新臺幣）。

不過，有醫師點出制度問題是「不良反應的認定基準不明確」，且被害者即使得到國家的補償，仍可對疫苗製造商和國家提起訴訟。

因此，其建議應該建立免責制度，在受到損害時，看是要選擇起訴請求損害賠償，或是申請補償，只能從中取得一種救濟，而且要在疫苗和對應的不良反應上明確規定。透過清晰的資訊及適切補償，有效降低訴訟數量。[4]

令和二年（二〇二〇年）十二月九日，政府為了回應「免責問題」，修正了《預防接種法》，規定「若新冠疫苗業者因接種問題需負損賠責任，由國家補償」。

未來修改方向：如何減少補償難度？

台灣目前對於無法排除不良反應與疫苗有關的案例，也可能獲得救濟。在確認關聯性之後，若費用支出合理，也能酌給補償。表示台灣其實也有考量到，接種的因果關係難以證明的問題。

但從實際案件數來看，要審核通過很難。根據疾管署的「COVID-19疫苗接種不良事件通報」，截至收稿（二〇二二年八月三日），通報「疑似接種疫苗後嚴重不良」事件已超過一萬多件。指揮中心表示，這些「疑似」事件近九成被判定「不良反應與疫苗無關」[5]，平均每案審議也需費時一百零三天。也就是大部分的不良反應事件在耗時審議後，還是被排除關聯性，無法獲得救濟。

接著如果對審議結果不服，可以提起訴訟，但因為審議包含了「有無關聯性」及「救濟金額」等，這些內容法院通常會遵循專業機關的決定，這麼一來，進行訴訟只是更耗時，卻沒有實質救濟效果。

那美、日的經驗，有什麼是台灣可以學習的嗎？

對比日本認定「不良反應的基準不明確」，且就「確認因果關係」的爭議頻傳，目前獲得較多贊同的方式是參照美國的「預防接種健康被害救濟制度」（ＶＩＣＰ），也就是「將新冠疫苗列入補償名單，同時明確規定對應的不良反應」，這樣只要有接種事實，在接種後也產生了明定的不良反應，就能請求補償，且補償後就不用再進行訴訟。

如此一來，可以改善因果關係難以證明，也能減少疫苗訴訟曠日費時的問題，筆者認為是個可供台灣參考的做法。

全文摘要

台灣「預防接種受害救濟基金」審議方式的最大缺點是，即使有考量到因果關係不好證明，但大部分的不良反應事件在審議後還是會被認為與接種無關而無法獲得救濟。且如果再訴諸訴訟，多無法獲得更好結果，更顯曠日費時。因此，參考美國的預防接種健康被害救濟制度（VICP），也就是先將新冠疫苗明文列入補償，同時明確規定列出疫苗施打所生的不良反應，這樣只要有接種事實，之後產生法定的不良反應，就能請求補償，而且不用再進行訴訟。

注釋

1 參《預防接種受害救濟基金徵收及審議辦法》及附表：預防接種受害救濟給付金額範圍。

2 美國部分參考資料如下：

(1) "You can't sue Pfizer or Moderna if you have severe Covid vaccine side effects. The government likely won't compensate you for damages either", https://www.cnbc.com/2020/12/16/covid-vaccine-side-effects-compensation-lawsuit.html, MacKenzie Sigalos, DEC 17 2020

(2) Health Resources & Services Administration, https://www.hrsa.gov/vaccine-compensation/faq

(3) National Vaccine Injury Compensation Program, https://www.hrsa.gov/vaccine-compensation

3 e-GOV 法令検索，予防接種法「第五章　定期の予防接種等による健康被害の救済措置」，https://elaws.e-gov.go.jp/document?lawid=323AC0000000068。

4 久住英二，https://diamond.jp/articles/-/253780?page=4，

「新型コロナワクチン、現状の日本の制度では訴訟が多発しかねない理由」，https://diamond.jp/articles/-/253780?page=4。二〇二〇年十一月十一日。

5 參衛福部疾管署網站「COVID-19 疫苗接種後不良事件通報」及「歷年預防接種受害救濟業務統計資料」。

參照美、日、韓案例，被故意傳染、工作時染疫可以請求賠償嗎？

賴宜欣

一句評論

在疫情下，如傳染者因故意過失導致他人感染，或是公司派員工前往疫區，卻未提供適當保護造成員工感染，都有可能需負損害賠償責任。

延伸閱讀

水谷英夫，《コロナ危機でみえた 雇用の法律問題Q＆A—在宅勤務 賃金 休業 罹患 ハラスメント 安全配慮義務 労災 採用 退職金 解雇 雇止め》（東京：日本加除出版，二〇二一）。

Hajime Akiyama，〈COVID-19 対策と日本国憲法が保障する人権：新型インフルエンザ等対策特別措置法に着目して〉，筑波大學，二〇二一年九月十四日，https://www.ncbi.nlm.nih.gov/pmc/articles/PMC8495659/。

熊秉真、杜震華、張登及、Woosung Kang、蔡振興、張君玫、廖咸浩、黃心雅、黃建宏，《超越天啟：疫病、全球化、人類世》（台北：國立臺灣大學出版中心，二〇二二）。

因新冠疫情，全台曾在二〇二一年五月進入第三級警戒。在當時本土疫情升溫，人心惶惶之際，出現了備受關注的本土群聚感染——「彰化葡萄群聚」案。

這起因是該鎮葡萄盤商到萬華賣葡萄染疫，後來又傳給周遭親友，雪球越滾越大。像是染疫的葡萄家族媽媽，曾在婚宴上與某保險員同桌，之後該名保險員仍持續上班販售防疫保單，並到理髮廳剪髮，一週後理髮師也確診。

而該保險公司的員工之後仍繼續上班快兩週，公司才要他們在家進行自主健康管理。理髮師的父親痛斥，保險員對有沒有跟葡萄家族接觸說謊，且沒有即時自主健康管理，揚言要告保險員。保險公司的員工們也氣憤表示，公司漠視員工的健康，擔心自己已成為防疫破口。保險公司則表示，保險員並不知道自己確診，也沒有告訴公司，並非他們知情不報。

在這個剪不斷，理還亂的案例中，面對未來的疫情，我們可以歸納幾個問題：

1 確診者可以向傳染者要求損害賠償嗎？

2 老闆應該保護員工不要因為上班而被感染嗎？沒做好的話，員工可以求償嗎？

感染了疫情，可以向傳染者求償嗎？

《民法》第184條規定，那些有故意或過失，不法侵害他人權利的人，就要負起損害賠償責任（如果是故意用背於善良風俗的方法，損害他人權益，也同樣要負損害賠償責任）。

再來，侵害行為與受到的損失之間，必須要具備「因果關係」，也就是加害人的侵害行為，通常會導致受害人的權利受到損害。

以前面的案例來說，如果理髮師認為保險員傳染給自己而要求賠償，首先要看看保險員有沒有故意過失。這種情況，以日本法來說，要檢視有沒有成立損害賠償責任，傳染者首先要知道自己被感染了，卻仍然有對外散播的故意，或有預料被感染的可能性，卻什麼都沒做的過失；反之，若傳染者什麼都沒發現，毫無自覺，即使沒有採取防疫措施而造成感染，也不構成損害賠償的責任。

因此，如果保險員已經知道自己因與確診者共桌，而有感染新冠肺炎的可能性，卻又隱蔽此事、什麼都沒預防，而長時間待在理髮店，進而傳染給在店內上班的理髮師，這時候至少就可認定他有傳染給理髮師的過失存在。

此外，從因果關係來看，也需確實證明這次患病，是從保險業務員傳染到理髮師身上。而這個因果關係是否成立，必須要由請求損害賠償的理髮師來證明。

日、韓經驗都認為，要證明感染路徑是很困難的。為了解決難以證明的困境，日本法界人士提出，可以參考工安作業的案例，減輕被害人對因果關係的證明責任。同時，可由法官主動請求加害人協助提供證據，公平分配兩造的舉證責任。

講到這邊，那是否有實際賠償的例子呢？

二〇二〇年，韓國發生多起教會群聚感染事件。韓國律師協會認為，那些人在參加教會的群聚活動後，又接觸多數人、成為傳染源，應該負有過失責任，是有可能透過訴訟向他們要求損害賠償的；但賠償額度上，症狀輕重依個人有所差異，被害額的計算上有其困難，可以預想賠償額度應該不大。

總之，如果保險員真的隱瞞了共桌後的染疫狀況，進而傳染給理髮師，那他起碼能知道自己有被感染的可能，卻沒有努力防止，也同樣具有過失。此外，如果理髮師能夠成功證明是經由保險員才染病的（法院可視情況協助公平分配舉證責任），那保險員也有可能得負起賠償責任；至於額度，則視症狀輕重計算。

最後，如果出現疑似症狀，但不確定是否確診，結果外出後造成傳染，會不會有損害賠償責任？韓國律師協會認為，若病患已受到接受檢查或醫療的勸告仍不就醫，還出入人群密集的場所，使多數人確診，即使患者沒有故意，或也還沒認識到自己有感染的可能性，但也是一邊在知道自己有症狀下，一邊散播給多數人，還是能夠成立過失，並負起相關損賠責任。

尤其目前快篩普及，出現疑似症狀就能隨手取得資源，自行初步判斷，對自己受到感染不知情且沒有過失，幾乎是說不通的。因此未來有任何傳染病的症狀時，應快篩、就醫，避免出入公共場所，保護自己及他人，才是比較好的做法。

老闆有保護員工免疫的責任嗎？員工可以求償嗎？

《民法》第483－1條規定：「受僱人服勞務，其生命、身體、健康有受危害之虞者，僱用人應按其情形為必要之預防。」同法第487－1條也規定：「受僱人服勞務，因非可歸責於自己之事由，致受損害者，得向僱用人請求賠償。」

從文字可以清楚看到，公司對員工負有「保護照顧義務」，如果公司沒盡到此義務，進而導致員工受到傷害，這時公司就必須負起侵權行為的損賠責任。

那麼員工因為出勤，感染各種疫情時，可不可以向公司求償呢？讓我們從各國經驗來看看。

日本：檢視工作內容是否超越一般生活中的感染風險

首先，日本法在《勞動契約法》第5條有跟台灣近似的規定，稱為「安全考量義務」（安全配慮義務）。有法界人士認為，在疫情下從事公司業務若遭到感染，想要求償，必須證明業務已「超越一般生活中的感染風險」。

比方說，員工從感染人數少的地區，出差到感染者多的市中心，這並不能被斷定已產生超越一般生活的風險，還要看工作內容；假設是「到訪確診者住院的醫療設施」或「使其參加不特定多數人密集之大型活動」等，這就會構成「超越一般生活」的高度風險，公司必須負起安全考量義務，否則會成立損害賠償責任。

另外，為感染者提供看護，或者是工作上「需與不特定多數人以極近距離接觸」，也算是超越一般生活的感染風險。

美國：檢視雇主有沒有提供安全的職場

美國在《勞動安全衛生法》中規定，雇主必須提供「不會有產生死亡或重大身體危害之虞」的安全職場。主管機關聯邦勞動安全衛生局（OSHA）表示，不論雇主知不知道危險存在，只要沒有採取防止或者減少危險的合理措施，就會違反前述義務。

在地方上，各州也訂有員工補償制度，如果員工在工作時間受傷或生病時（傷病定義各州不同），職員就可以請領補償，但一般而言，並不針對身心痛苦提供給付。其中，如業者因故意或過失，沒有採取適當的保護措施，導致員工傷病，有的州還會追加補償。[1]

韓國：檢視是否特別採取相關迴避安全措施？

韓國大法院認為，從勞務契約及誠信原則來看，雇主有保護員工的附隨義務。不論雇主是否有辦法知道勞工所發生的人身損害，只要勞工是因職務受傷害，雇主卻沒有為了避免事故而採取安全措施，就可以認定雇主具有過失，應對勞工的損害負損害賠償責任。至於雇主是否有過失，則由請求損害賠償的勞工舉證（二〇〇〇年三月十日宣告99다60115判決參照）。[2]

韓國律師協會進一步指出，公司為了防止感染，具有注意及採取安全措施的保護義務。因此，若公司命員工到疫情大流行的地區出差，讓員工被感染，在經驗法則上，可認為雇主已能充分知悉或預見員工在大流行地區會被感染。如果公司沒有採取任何防止感染的安全措施，就可認定雇主有過失，員工如因此被感染，即可向雇主請求損賠。

避免在身體不適下出門，在家好好休息

綜合前開說明，在彰化葡萄案的感染路徑中，保險員如果明知感染或知道有受到感染的可能性，卻沒有好好防範，並繼續接觸理髮師，進而讓理髮師染疫，就有可能成立損賠責任。

另外，出現疑似症狀時，未就醫而逕行外出，就算還不知道是不是確診，因為有可能知道自己已被感染的前提下，還持續外出散播，就有機會被認定具有過失，將負起損賠責任。

而保險公司就算不知道自己員工確診，但在疫情下，本就有提供安全職場的保護義務，如果沒有採取適當的防疫措施（如讓員工「在家工作」），造成其他員工有健康上的損害，保險公司也可能成立損賠責任。

提醒讀者，疫情期間應隨時注意自身健康，有疑問時，記得諮詢專門人員或即時就醫。以免不慎違法又失了健康，得不償失。

全文摘要

感染者向傳染者請求損害賠償，需證明是被誰傳染，且傳染者有散布的故意或是未盡力預防的過失，法院可視情況公平分配舉證責任。至於公司派遣員工出差到疫區，應對員工盡保護照顧、提供安全職場的義務，否則若導致員工在工作過程中染疫，將有機會成立損害賠償責任。

參考資料

大韓弁護士協会，〈コロナ 19 法律相談 Q&A〉，https://lazak.jp/system/wp-content/uploads/2020/05/KoreanBar_Covid19QA_ver_Japanese.pdf。

家永勲，〈新型コロナウイルスに感染した場合の会社の責任〉，https://xn--alg-li9dki71toh.com/column/covid19-responsibility/。

奥村暁人，〈【新型コロナ (COVID-19) 対策⑥】感染者に対する損害賠償請求の可否〉，二〇二〇年六月二十三日，https://www.yp-law.or.jp/news/20200623/。

ピーター・ササー、タール・タイソン，〈新型コロナウイルス対策にともなう企業の法的責任とは〉，Harvard Business Review，二〇二〇年三月十一日，https://dhbr.diamond.jp/articles/-/6575?page=2。

Peter Susser and Tahl Tyson, "What Are Companies' Legal Obligations Around Coronavirus?", Health And Behavioral Science, March 04, 2020, https://hbr.org/2020/03/what-are-companies-legal-obligations-around-coronavirus

注釋

1 美國企業對於顧客等第三人的法律責任也必須納入考量。例如：餐廳員工在職場上遭到感染，老闆不僅要負擔員工補償，員工如果因此傳染給顧客，理論上老闆對顧客恐怕也得負起損害賠償責任。

2 韓國法律上，對於雇主的責任，也會用侵權行為當作請求的依據（該國民法第750條參照）。

結語
後新冠疫情下，科學與法律又該何去何從？

雷雅淇

謝謝把這本書看到這裡的你，也辛苦從二〇二〇年開始，至今都認真防疫、努力與病毒共存的你。

本文完成的當下，回首從二〇一九年底開始到二〇二三年初，受到新冠肺炎的影響，地球上有六億多人確診，超過六百多萬人死亡，全世界幾乎所有人都被這場傳染病給影響。

這場在你、我人生中絕無僅有的戰役，放眼到歷史的長河，其實只不過是人類與傳染病大戰的好幾回合之一。好加在科學科技日益發達、制度與教育漸趨良善，讓我們在面對傳染病一次又一次的襲來時，可以更快地認識它、發明疫苗與藥物，並利用數位科技協助我們度過防疫生活。

走到今天，人們已慢慢遠離新冠肺炎的桎梏，可以脫下口罩，國際交流也漸漸頻繁，好像就快要回到疫情之前的日子，你是不是也不禁開始揣想，這一切過去之後，留下了些什麼？在下一次的黑夜來臨之前，我們可以先作哪些準備？

人類歷史上與傳染病共度的歲月不會白費：在這本書的尾聲，想再與你最後聊聊新冠疫情之後的成長與反思。若你有什麼想法，也期待你能寫下，來稿法律白話文運動（廣告防不慎防），或來法白社群留言，與我們分享。

這次撿到的裝備，會是下次冒險很好的武器

上個世紀的六〇年代，多個國家的登月計畫啟動，火箭升空般的科技發展，讓現在出生的孩子在其有生之年，竟然有機會可以看到太空人進一步登上火星；人類的科學與科技，不斷把我們推向前人未至之境。經歷新冠肺炎的疫情，也讓我們繼續看到科學與科技，是人類對抗病毒攻勢的最好利器，協助我們更好地適應突如其來的種種轉變。

更快地認識病毒、研發疫苗與治療藥物

透過技術發展，我們對於病毒的認識日益加深，更能研發出有效的疫苗和藥物；而控制和治

療疾病，正是攻克流行病的重要關鍵。

像是人工智慧（ＡＩ）技術的日益成熟，對於傳染病預防即如虎添翼。我們可以使用人工智慧，協助打造病毒株的溯源平台，或從既有藥物中找尋可治療藥物的候補名單等；在可預見的未來，人工智慧能幫上更多的忙。

另外，我們在新冠肺炎的疫情也可以看到，疫苗的快速研發與製造，對於控制當時不斷蔓延的疫情，至為關鍵。此次疫情，也是次世代疫苗首次大規模在實戰領域投放；而在未來，廣效型疫苗的研發，或許能讓我們在面臨大流行病時可以更快見招拆招。

更精準監測疫情，並預測傳染病的流行趨勢

在新冠疫情爆發之初，世界各國的科學家們，想盡辦法、迅速確定了病毒的基因序列；且隨著 SARS-CoV-2 病毒的持續變異，相關的追蹤與研究也不斷繼續進行。像是我國中研院也架設了「病毒變異全球即時監測網」，即時監測世界各地出現的新興病毒變異，提供關於病毒傳播和疫苗效力的評估。

此外，我們也慢慢學會透過分析人類行為、交通工具移動等「大數據」，這樣就能有效預測疫情爆發的地點，進而事先採取相關防疫措施與示警。

這些監測機制與數據分析，不只讓科學家們可以好好預測疫情走向，更能讓一般大眾，因為提早防範，進而減少不必要的病痛與死傷。

透過數位工具實現零接觸，但也零距離

在疫情期間，為了要盡可能避免傳染，人們開始在不同場域利用數位工具，像是會議視訊、在線學習、電子支付、送餐機器人等，達成零接觸但也零距離的互動，比方說職場工作、校園學習、醫療看診或商場購物。可以想見在未來，便利的科技會被留下，協助我們維持日常生活所需。

以上，科學家的發現提供了有效的防控措施和治療方式，科技進步和醫學創新為防範疫情提供了更多工具和方法，這些都會是人類未來對抗病毒的重要利器。

全球化、數位化浪潮，與疫情匯流而提升的經驗值

相較一九五〇年代，當時全球只有約兩千五百萬的入境人次；而在新冠疫情爆發之前，國際入境人次已超過十億大關。我們很習慣出國，也很習慣使用來自世界各國的各式產品，一直到疫

情爆發，讓這一切戛然而止，才回過神來發現全球化對於我們的生活，乃至於全世界影響深遠。一方面，病毒更容易搭著各種順風車跑遍世界各地；另一方面，我們更應該意識在這樣的現況之下，在流行病的面前，人類的命運是相連的。因為病毒沒有國界，就算在已開發國家有很強的科學研究、有效的公衛措施、完善的醫療系統，但只要這個世界仍有一處仍深陷在疫情之中，全世界依舊暴露於大流行再起的風險之中。

而數位化的馬不停蹄，也讓世界各國可以更輕易地交換資訊，讓普羅大眾可以透過各種數位工具，即時掌握疫情資訊，並保持不被疫情中斷的學習與工作，也提供了許多創新渠道，提升公衛調查的範圍與速度。但如同你在本書中所看到的，科技運用如水能載舟，這同時也需要考量疫調與隱私兼顧、訊息流通與假消息亂竄的風險、遠端學習與工作造成的人際疏離。

當「全球化與數位化」搭配疫情發展，所帶來的化學反應，法律是如何吸收其中的經驗，又會發展出什麼面貌呢？

打造全球疫苗「合作與監管」的大平台

不僅在新冠疫情當中，疫苗的研發、生產、分配與效果把關，都是管控大規模疫情的嚴峻關卡。但各國勢力強弱不一，讓全球醫療資源的分配不均，使得不同地區的健康指標，呈現兩極化的發展；拖延了疫情的緩解，更讓許多人無法即時從苦痛走出。未來，在彼此連帶、缺一不可的前提下，世界各國勢必要思索如何經由國際組織加強協調，建立更緊密的疫苗合作和監管機制，以確保公平分配疫苗並完成有效接種。

修補公衛管理體系的漏洞刻不容緩

新冠疫情來得又快又猛，搭配許多新的技術發展；在匆忙應用、實施管制的當下，也讓許多國家開始意識：相關應變配套其實並不足夠，公共衛生的法律框架需要加強。

像是前面內文就有提到，我國為了補上《傳染病防治法》等規定的不足，就另外制定了專法，藉此解決政府想出手管制新冠疫情，卻需要具體依據才能動手的窘境。

因此，事過境遷之後，如何把這段期間的種種需求，轉為白紙黑字放入新的篇章，努力鍛造趨近完整的公衛法規，就是迫不及待的重要大事了。這不只讓我們下一次能更好地應對疫情，更可以逼迫政府去反省這次有哪些政策不足的地方。而那些新的規定，有可能包括：更嚴格的疫苗生產標準、更完善的疫情監控機制、更符合人性的旅行限制、更有資源的醫學檢疫等等。

雨後春筍的科技創新與智財難題

疫情期間，對應防治需求，科技發展與應用工具的創新，像永動機般生生不息。於是，產業之間相互競逐智慧財產的保護，也是十分自然。

但保護了一方的智慧財產，排除他人隨便使用此等技術，固然可以當作開發與投資抗疫技術的誘因，卻也無形限制他方投入生產，進而阻斷抗疫資源的分享。換言之，開發中和低度開發國家，其研發和產製能力不足，也讓疫苗等物品或技術取得，變成生死攸關的大問題。

於是，未來如何經由全球攜手，在智慧財產保護與公共利益之間，作出明白且合理的權衡，不讓疫情緩解成為先進國家的專利，讓全球科技發展和合作，不會淪於口號，便是值得我們開始關心的地方。

放眼過去，全球化、數位化的浪潮不會止息，這次與疫情的匯流所帶來的反思，應當融進時代發展的ＤＮＡ裡，成為疫後持續向前的養分。

面對最古老而強烈的恐懼，知識是你的好夥伴

在抗疫過程中，媒體有著非常重要的工作，便是要和專家一起，協助大眾認識病毒、了解現況與未來，從而提高防範意識、增強防疫能力。

我永遠記得在二〇二〇年的過年連假期間，與當時我在泛科學合作的作者們一起，邊扒幾口年夜飯、邊看論文資料，奮力把那時全部所知事物整理出來，趕緊分享給讀者一起了解最新發展的時光。雖然誰也沒想到，後來追著 COVID-19 的日子持續了這麼多年（令人欣慰的是很高興當時一起奮戰的夥伴，有些能再一起出現在這本書裡）。

其中重要的是，如同恐怖、科幻與奇幻小說作家洛夫克拉夫特所說：「人類最古老而強烈的情緒，便是恐懼；而最古老最強烈的恐懼，便是對未知的恐懼。」而培養大眾能一起抗疫，也就能一起卸下那不必要的恐懼。

「科學太重要了，不能只交給科學家。」

在防疫期間更是如此。為了讓人類統一陣線，一起與病毒抗衡，「更新敵人情報、了解戰情、分享知識」這件事，也應當是與「勤洗手、戴口罩」一樣，被人們所重視才對。

在一九四七年卡繆出版的小說《鼠疫》中，描述了突如其來的瘟疫，以及在疫病肆虐下，人

類的處境與反應。書頁翻著翻著，總讓人難以樂觀起來；現在的日子，或許各地人們的悲歡並不相通，但面對 COVID-19 的戰戰競競、餘悸猶存，必定成了這世代的共同回憶。

為文當下，COVID-19 疫情逐漸遠離，就像是一場遊戲一場夢，又或者下一場大流行病正在不遠的路上，那麼我們又該如何面對？這就像《鼠疫》裡，李厄醫師和記者蘭柏的對話一樣。

「說出來可能會讓人發笑，但我覺得對抗瘟疫的唯一方法就是正直。」「什麼叫正直？」故事中的蘭柏忽然變得嚴肅。「我不知道一般人怎麼看，但對我來說，就是盡我的本分。」

而對我來說，這本書之所以誕生，正是為了要記錄下在抗疫的過程當中，那些為了抗疫的身影，那些正直的時刻。很謝謝你陪著我們一起，走到了這裡。

作者簡介

（依文章序）

王鼎棫

法律白話文運動網站主編，東吳、靜宜與國防大學法律學系兼任講師。喜歡微醺下的寫作與閱讀。曾在國定古蹟裡擔任大法官助理，看見許多憲法時刻的創造發微。幻想一個就算沒有政府，人人也能互享資源、互相尊重的世界。參與法白系列作品外，著有個人書籍《進擊的公民：探索社會議題的法律指南》。

李濬勳

玉米田法學博士候選人、「法律白話文運動」資深編輯，也在國際期刊當助理編輯。興趣是將法律與其他科學領域結合。目前專攻環境法心理學、環境法風險認知，覺得人是個有趣又麻煩的生物值得細細探討。

劉時宇

執業律師、「法律白話文運動」資深編輯，持續地用鍵盤斜槓，在追求衣食無憂的同時，也希望可以透過分享，讓大家可以親近法律，保護自己。

陳亭瑋

主修生科系畢，經歷專案、編輯工作，技能樹不務正業亂長，朝百變怪邁進。近期嘗試以敲鍵盤養活自己與貓。

陳亮甫

愛抱怨的急診醫師，同時是台北市醫師職業工會祕書長、台大醫院企業工會顧問。從未受過正規法律訓練，一邊經手勞資爭議、醫療法案，一邊擔心薄弱的知識被拆穿。

許恬心

畢業於政大法研所與紐約大學ＬＬＭ學程，曾經擔任法律扶助基金會消債專科律師，對於新型態的商業模型與契約法有興趣，持續在探索這片藍海。

賴宜欣

政大法研所畢，曾交換留學於日本國立名古屋大學，熱愛外文的法律人，以比較外國法為主題在「法律白話文運動」寫專欄。目前裝備五種語言能力，努力栽培技能樹中。

蔣維倫

前國衛院政策研究學者。泛科學作家、《科學月刊》作家、故事作家、udn鳴人堂作家。

雷雅淇

台灣科學媒體協會理事，之前是泛科學總編輯，對科學花心的這個也喜歡那個也愛，徬徨地不知道該追誰，索性決定要不見笑地通吃，因此正在科學傳播裡打怪練功衝裝備。

寒波

科普作家，經常介紹與討論演化、考古相關知識，希望把好東西介紹給大家。經營部落格、粉絲頁「盲眼的尼安德塔石器匠」。

楊朝傑

畢業於成大微免所，現職生醫產業。出於對生醫領域的興趣及工作經驗實務接觸，樂於將自己喜愛的科普知識，以淺白的文字讓更多人了解，曾著有《圖解醫療》一書。

黃馨弘

國防醫學院醫學系畢業。譯有《大腦的悖論》、《大腦百科》、《懷孕百科》與《手術的發明》等作品。寫作與譯作邀約請聯繫：miosen@gmail.com。

李柏翰

社會學博士，現於國立臺灣大學全球衛生學程傳道、授業並產生疑惑。早年是國際法學徒，主要研究興趣是女性主義、社會運動與健康人權。閒暇時，也是「法律白話文運動」的資深編輯之一。

蘇詣倫

政大法學、台大法碩畢業，主修比較冷門的財政法跟稅法領域，在律師的執業生涯發現一般人對於法律的理解薄弱，但又往往涉及法律的糾紛，因而常在文章雜誌跟期刊投稿，以期待能用自己的感動、論述幫助他人。

彭銘得

大學主修材料工程，研究所主修生物化學，還有一個科技與社會碩士，止於金匠學院的社會學博士。著有《東方魔法航路指南》以及《離散之星》。目標是造訪全世界的海豹。

李劍非

理律法律事務所初級合夥人，東吳大學兼任講師，以憲法為信仰，傾心於鑽研言論自由與人權議題，公法訴訟律師，同時也專精於跨境爭端管理，為「法律白話文運動」專欄作家。

蔡孟翰

畢業自充滿陽光的南加州法學院，自己創業的律師，在「法律白話文運動」當個什麼法律主題都寫的資深編輯，但最喜歡的還是國際法和人權。

ISSUE 042

疫情世代：
如何因應與復原，給所有人的科學與法律指南

主　　編　王鼎棫、雷雅淇
作　　者　法律白話文運動
資深編輯　張擎
美術設計　吳郁嫻
人文線主編　王育涵
總 編 輯　胡金倫
董 事 長　趙政岷
出 版 者　時報文化出版企業股份有限公司
108019 臺北市和平西路三段 240 號一至七樓
發行專線｜(02)2306-6842
讀者服務專線｜0800-231-705｜(02)2304-7103
讀者服務傳真｜(02)2304-6858
郵撥｜1934-4724 時報文化出版公司
信箱｜10899 臺北華江橋郵政第 99 信箱
時報悅讀網　www.readingtimes.com.tw
人文科學線臉書　https://www.facebook.com/humanities.science/
法律顧問　理律法律事務所｜陳長文律師、李念祖律師
印　　刷　勁達印刷有限公司
初版一刷　2023 年 4 月 21 日
定　　價　新台幣 520 元

978-626-353-562-6｜Printed in Taiwan

疫情世代：如何因應與復原，給所有人的科學與法律指南 / 法律白話文運動著 . -- 初版 . -- 臺北市：時報文化出版企業股份有限公司，2023.04｜　面；14.8×21 公分 . -- (Issue ; 42)｜978-626-353-562-6（平裝）｜1.CST: 傳染性疾病防制 2.CST: 衛生教育 3.CST: 法律教育｜412.471｜112002295

時報文化出版公司成立於一九七五年，並於一九九九年股票上櫃公開發行，於二〇〇八年脫離中時集團非屬旺中，以「尊重智慧與創意的文化事業」為信念。